U0198744

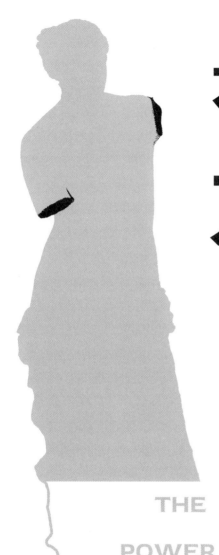

看见不同

［美］
盖尔·萨尔茨
（Gail Saltz）
著

杨晓晖 译

THE

POWER

OF

DIFFERENT

中信出版集团｜北京

图书在版编目（CIP）数据

看见不同 /（美）盖尔·萨尔茨著；杨晓晖译 . --
北京：中信出版社，2024.7
　书名原文：THE POWER OF DIFFERENT
　ISBN 978-7-5217-6292-1

　Ⅰ . ①看… Ⅱ . ①盖… ②杨… Ⅲ . ①神经病学—研
究 Ⅳ . ① R741

中国国家版本馆 CIP 数据核字（2024）第 006584 号

看见不同
著者：　　［美］盖尔·萨尔茨
译者：　　杨晓晖
出版发行：中信出版集团股份有限公司
　　　　　（北京市朝阳区东三环北路 27 号嘉铭中心　邮编　100020）
承印者：　三河市中晟雅豪印务有限公司

开本：880mm×1230mm　1/32　　印张：8.25　　字数：192 千字
版次：2024 年 7 月第 1 版　　　　印次：2024 年 7 月第 1 次印刷
京权图字：01-2019-7274　　　　　书号：ISBN 978-7-5217-6292-1
　　　　　　　　　　　定价：59.00 元

目 录

看见不同

引言

独特的大脑连接

"我努力了这么多年，就是希望他能成功、幸福。"[1]诺亚曾经这样对我说。诺亚的儿子伊桑 16 岁了，在他还是个小男孩儿时，他被诊断为患有注意障碍和阿斯伯格综合征。诺亚的这些话道出了所有父母对自己孩子的期望：幸福和成功。这两个目标看似简单，实则对任何人来说都很难实现。而对那些被诊断为大脑功能异常的孩子及成年人来说，实现这些目标的道路可能更为艰险和坎坷。

伊桑刚入学时，摆在他面前的挑战就来自行为障碍。他头脑聪慧，但无法控制自己的身体，无法正常地参与社交——在他身上似乎存在一种脱节的情况。伊桑还记得自己"在教室里上蹿下跳。可能会突然发脾气，常常不知道什么时候该保持安静。这些基本的行为问题让我和老师难以正常相处。老师得在我身上花很多时间，有时候我会趴到桌子底下去看书，无视他们"。[2]诺亚形容伊桑"缺个过滤器"。

伊桑身上这种脱节的情况是家长和老师们经常不得不应对的难题：如何对待一个智力出众但有行为障碍的孩子？这些孩子身上通常缺失所谓的"执行功能"——控制自己情绪冲动和行为冲动的能力。特定的教育环境可以帮助学生消除因必须符合拥挤的主流课堂的标准而生的压力，但对聪明的孩子来说，这种环境可能缺乏吸引力。诺亚选择让伊桑在特殊的环境中接受教育，以应对伊桑的行为障碍。毕竟，如果一个孩子不能安静地坐着，集中注意力，他就无法发挥智力天赋。

最终，伊桑借助成熟的沟通技巧、自己惊人的毅力，以及颇有疗效的药物阿得拉（治疗注意障碍），认定自己已经做好准备，可以走出特殊学校那个保护性的环境，进入曼哈顿竞争最为激烈的公立学校之一，该校的教学要严苛得多。这并不是他上的那所特殊学校给的建议。那里的老师认为，一旦某个学生被归类为有特殊问题，他就永远需要获得额外的帮助来应对这些问题。他们觉得，如果得不到特殊的照顾，伊桑的路就会走得非常艰难。他们并非觉得伊桑不是个好学生，恰恰相反，他们认为他是个好学生。但他们没有看到自己给伊桑贴的标签限制了他，没有意识到伊桑已经具备了在其他环境中取得成功的实力、技能和意志力。

诺亚说："伊桑天生好奇心旺盛，喜欢追根究底，他和善、聪慧，充满创造力。当环境合适时，他会非常努力、不吝投入。他身上的这些特质会让他更加具有自我意识。"伊桑会为了参加纽约市特许高中①的考试而努力学习，这完全出于他自己的意愿。

---

① 纽约市有 9 所由纽约教育局直接管理的特许高中，以满足在学术和艺术方面有极高天分的学生的需要。——译者注

诺亚说:"在好几年的夏天里,他都自己乘火车去法拉盛上备考班。这都是他自发自愿的。"想到这样的自律能力存在于一个曾被当作主流课堂的捣蛋鬼的孩子身上,这个例子着实值得注意。伊桑说自己渴望进入主流高中的动力来自"对未来的恐惧和做更多事情的希望"。他的父亲说:"伊桑一心想要证明所有人都错了,他不仅要考上特许高中,还要考上那所他心仪的特许高中。他会征求我们的意见,但他真正想要的是我们的支持,而这一点我们绝对会毫无保留地给予。他想向自己证明他能做到,能取得成功。我的角色则是鼓励者。"对任何一个学生来说,调整自己以适应纽约市特许高中的学术环境,都是令人望而生畏的挑战,而对伊桑的家人来说,他们要担心的还有他如何完成社交方面的转变。尽管事情并不总是那么容易,伊桑却表现得很出色。

伊桑已经学会了控制他早年间常有的情绪冲动,于是注意障碍积极的一面越发清晰地显现,他开始迸发出强劲的创造力。他痴迷于技术,在运用技术手段解决难题方面匠心独具。注意障碍的一个特征被称为"超聚焦",即对特别感兴趣的任务心无旁骛。对伊桑来说,他特别感兴趣的是编程。他沉下心专注于某件事情的能力为他创造性地解决问题提供了巨大的帮助,而这种能力是注意障碍的一个直接衍生物,我将在本书第二章中详细介绍此点。伊桑想组装一台自己的电脑,于是,在他 16 岁生日的时候,他收到了作为礼物送给他的电脑零件。他不仅组装了一台电脑,还在自己的平板电脑上建了远程桌面,这样无论在哪儿,他都不用担心会错过学习所需的任何信息。诺亚说:"他永远不会停下来。他痴迷于技术,热衷于解决问题。"伊桑 10 岁的时候就开始使用麻省理工学院开发的图形化编程工具 Scratch,但是他很快就突破了这个工具的能力极限，开始编写自己的计算机代码。到了高中，伊桑发现，自己和学校里其他有不同怪癖的聪明孩子惺惺相惜。"我们学校里有一大堆古怪的同学，这对我来说挺棒的。没人对我们评头论足，整个学校几乎全是怪咖。"

　　伊桑的故事是一个最终取得成功的故事，当然，正如人们对一个青春期男孩儿所期待的那样，伊桑给人的印象就是个容易快乐的孩子。然而他的成功来之不易，那是他和他有献身精神的父亲一起努力换来的。伊桑成功的关键并不是减轻他的弱点带来的影响这么简单。如果仅仅是这样，他可能会在特殊环境里度过整个求学生涯。相反，对于伊桑及其他许多大脑异于常人的孩子来说，关键是减轻弱点带来的影响，并且有机会使强项发挥得更好。伊桑所面临的挑战的另一面是其天赋的耀目光辉。这就是人类大脑运作方式的奥秘和神奇之处，我们还处于解锁它的初级阶段。

　　什么是天才？它如何与我们认为的以大脑差异的形式体现的心智缺陷共存？说到这一点，什么又是大脑差异？在许多人看来，爱因斯坦是最典型的天才。即便不用智商测试，我们也能凭经验看出来，他，还有列奥纳多·达·芬奇、艾萨克·牛顿，显然都具有高于普通人好几档的智力天分。我们中间也有很多成就卓著的人，他们可能不属于这一级别的天才，但也在各个领域取得了超出常人的成就。这部分成就卓著、表现算得上天才的人，是本书所要重点关注的。

　　《牛津词典》对"天才"的定义是"在智力、创造力或其他天赋能力方面超常出众的人"。[3]这个言简意赅的定义清楚地阐明了这些高成就者身上天赋和弱点并存的情况。大多数人会本能地认为，当我们在某一方面的表现特别出众时，在其他方面的表现可能会特别糟糕。这就是为什么我们会有这样的刻板印象：学者总是心不在焉，艺术家总是落魄颓废。本书探究了许多高成就者独特的大脑连接方式——在某些情形下，它的某些特征可能会被视为弱点——如何对他们的能力及后来的成就提供直接的助益。

为了对人类存在的各种各样的大脑差异进行命名或者诊断，临床医生和医疗保险公司会依赖美国精神医学学会出版的《精神障碍诊断与统计手册》。它的最新版本，即众所周知的第五版，列出了157类诊断。[4] 这些分类涵盖了各种学习差异（如阅读障碍）和更严重的精神疾病（如精神分裂症）等。该手册读起来谈不上妙趣横生，而且第五版于2013年5月在美国精神医学学会年会上一经发布，就引发了猛烈的批评。这本诊断手册从来都不是一个完美的工具。它将繁杂的临床症状整整齐齐地归入一个个分割独立的精神障碍分类，这显得牵强武断——人类大脑的复杂性抗拒这样黑白分明的定义。然而，这本手册对医疗从业者和病患来说依然是必备的，保险公司也需要依据这些分类来确定医疗费用的报销标准。

精神病学家艾伦·弗朗西斯是第五版手册最直言不讳的批评者之一，他曾是第四版手册工作组的主席。他在给《今日心理学》（*Psychology Today*）写的一篇文章中提到，美国精神医学学会批准最新版本手册的出版是他漫长职业生涯中"最沮丧的时刻"。[5] 他认为第五版手册持续增加的诊断类别，是将过多的人类行为归类为病态。他还认为验证这些诊断的研究标准根本不存在。托马斯·英塞尔曾于2002—2015年担任美国国家心理健康研究所（NIMH）所长，他也质疑第五版手册诊断标准的有效性，反对将某些失常症状混为一谈，认为有些症状应该有自己的诊断名称。他在文章中写道："《精神障碍诊断与统计手册》被誉为本领域的《圣经》，但它充其量只能算一本字典，用以创建一组标签并定义每个标签。"[6] 他的结论是，"精神障碍患者理应得到更好的对待"。

他们说得没错，给障碍贴标签本身就是痛苦和折磨的来源。围绕第五版手册的激烈讨论暴露了贴标签是多么敏感的一件事，而这不仅仅体现在医疗和科学领域。标签无疑是有局限性的，而且如果它们暗示的是精神疾病，那可真让人害怕。对阿斯伯格综合征患儿的家长来说，如果知道第五版手册将该病归为孤独症范畴，他们的感受肯定如此。他们的孩子原本被诊断为听起来比较温和的阿斯伯格综合征，而他们现在却发现该病被医学专家们划分到症状更为极端、行为更具破坏性的疾病种类中，那他们该多么难过。这就是标签的力量。

当医学专家、健康倡导者和忧心忡忡的家长们对我们诊断大脑差异时所用的措辞争论不休时，一项在神经科学领域新发起的项目将有望很快平息这些争论。几乎就在第五版手册发布的同时，时任美国总统奥巴马宣布了"推进创新神经技术脑研究计划"（下文简称为"脑研究计划"），该计划将为人类大脑绘制图谱。这一计划不仅仅是纯粹的智力训练，还是人类通过全新方式治疗、防止及最终治愈从阿尔茨海默症到精神分裂症等脑功能障碍的第一步。发现不了问题就谈不上解决它，当前的医学是在缺乏大脑图谱这样基本工具的情况下来探究大脑疾病和大脑功能障碍的，这一点骇人听闻，也让人感到十分悲哀。几个世纪以来，在精神疗法和精神药物被发现之前，针对精神疾病的治疗主要包括把病人锁在更像监牢而不是医院的机构里，让他们浸泡在冰水里，引发糖尿病休克，或者施行脑叶切除术。谢天谢地，这些恐怖的事情都成了过去。尽管如此，医疗专业人士仍如同盲人摸象，而我们每个人也都在苦苦探索，试图一点点解开那个巨大的谜团。

就在本书写作的过程中，奥巴马政府已经宣布将通过公共和私人融资方式向"脑研究计划"投入超过 3 亿美元。托马斯·英塞尔作为"脑研究计划"的掌舵人，表示该计划将彻底摆脱《精神障碍诊断与统计手册》中的标签，他的观点是，任何一个开拓性的尝试都不应该被可能是错误的、过时的假定束缚手脚。英塞尔认为彻底摒弃陈规、从头开始非常重要，而所有迹象都显示"脑研究计划"将沿着这个方向一往无前。

一套全新的做法固然诱人，而有一份新的词汇表也是大有帮助的。我们对脑科学理解的日益增进及各方面条件的日益改善让大众对精神疾病有了改观。但是，我们描述精神疾病的用词依然表明，我们离摆脱这些疾病带给我们的耻辱感还有很远的路要走。想一想那些被诊断为精神失常的病人，我们是不是常常嘲讽地叫他们"傻子"？我们虽然终于不使用"弱智"这个词了，但还是经常能听到有人将有精神疾病的人称为"疯子"。虽然精神疾病患者更有可能沦为受害者而不是施罪者，但是他们偶尔犯罪的极小概率事件往往被夸大，以偏概全地被当作整个群体的普遍行为。[7]

因此，奥巴马总统宣布的此项全新计划令人振奋，他说："这类疾病折磨着我们深爱的许多人，它们是可治疗的。探讨疾病治疗方式或寻求帮助的人都不应该感到羞耻。"这句话的重点应该放在"许多"这个词上。据统计，有将近一半的美国人经历过精神障碍。[8]照这个统计数据，我们是不是可以说，精神障碍听上去像某种失常状态，它其实是我们作为一个多样性物种的天生组成部分。更有可能的情况是，我们对大脑的了解越深入，就越会意识到根本不存在"正常大脑"这种东西。宾夕法尼亚大学积极心理学中心的想象力研究所所长斯科特·巴里·考夫曼在他为《科学美国人》撰写的博客上写道："每一个健康的人类个体都处于精神病理学谱系的某个位置（比如精神分裂症、孤独症、情感障碍）。不仅如此，我们每天都会表现出大量波动的精神病理学症状，这样的波动将伴随我们一生。"[9]

精神障碍不仅普遍存在，而且症状相互交叠，没有单一、明确的诊断。过去，我们将人类个体分组归类：这个人患有焦虑症，那个人患有抑郁症；这个得了孤独症，那个有阅读障碍。但是，我们越来越意识到，大脑差异和与之相关的症状并非边界清晰。我们中间有许多人——如果不是所有人——的大脑差异隶属于多个症状类别。美国的儿童中足有 1/4 被诊断患有焦虑症，而焦虑本身也是其他大脑差异的症状：从注意障碍、阅读障碍到抑郁症都伴有焦虑。[10]给这些症状贴上有局限性的标签，往好了说是将问题简单化，往坏了说是错误的做法。

我们在诊断精神障碍时往往被一种负面情绪笼罩。我们对大脑差异及引发它们的原因知之甚少，而我们对自己不了解的事物总是充满恐惧。我们害怕这种污名，害怕人们的评头论足，害怕挫败感和失常的感觉。父母担心一个诊断将成为阻碍他们孩子未来成功的审判，令孩子终身不幸，并为此痛不欲生。许多成年人终其一生都在怀疑他们的大脑运转与其他人的不同，而这些对他们自尊心的建立和人际关系的维持都造成了沉重的打击。通常，只有孩子已经开始遭受疾病的折磨，他们的父母才不得不面对这些问题。在注意障碍的治疗过程中，有一种现象几乎成了老掉牙的桥段：父亲陪着孩子看病，突然灵光一闪，说道："我觉得我也有这个毛病。"

围绕大脑差异问题产生的负面情绪会导致我们要么忽略症状，要么想方设法消除症状。诚然，针对一些更严重的精神障碍患者，合理的处方药物治疗确实是真正的拯救方式。然而，药物治疗过于关注减轻症状，却忽略了同样重要的文化讨论，这些讨论关乎独一无二的能力、优势和洞察力，它们也是这些症状集群的一部分。

现在已经有充分的临床证据表明，大脑差异不仅仅是我们需要克服的挑战——本书将对这方面的研究做一番概述，同时，也将介绍每个生命的优势与挑战之间的微妙平衡是怎么回事。关于天才与精神疾病的探讨和争论在科学层面由来已久。而精神障碍与天才之间存在着某种联系的文化觉醒几乎与哲学有着同样悠久的历史。柏拉图写过"迷狂"，亚里士多德也发现有创造力的人更容易忧郁。而在美国诺贝尔文学奖和普利策奖得主中，酗酒人士比例居高并非巧合。[11] 创造力强的人比创造力相对弱的人患精神疾病的风险更大，这一点我们并不意外，只是我们很少意识到。[12]

南希·安德烈森是艾奥瓦大学的神经科学家和神经精神病学家，她针对艾奥瓦大学"作家工作坊"里的 30 名作家做了一项长达 10 年、颇具影响力的研究。[13] 该工作坊非常著名，吸引了安·帕切特和约翰·欧文这样极具创造力和才华的人士加入。安德烈森将工作坊中的 30 名作家，与 30 名年龄和智商在同等水平、工作领域没有明显创造性的人士组成的对照组进行了比较。她发现，80% 的作家报告有精神疾病发生率，而对照组仅有 30%。虽然安德烈森的发现是基于对个体案例的研究，而不是通常被严谨的科学研究当成黄金标准的随机对照研究，但是她的研究受到了临床界和科学界研究者的推崇，本书也援引了这些学者的许多观点。

世界上充满了这样优秀的人，他们的大脑功能尽管存在异常，但其实在很大程度上，他们取得的巨大成功恰恰归因于大脑差异。美国西北大学心理学系的研究人员达莉亚·L. 扎贝丽娜、戴维·康登和马克·比曼曾在《心理学前沿》上发表报告，称在现实生活中未有临床诊断的健康人里，凡在创造性工作中取得过成就的人，显现了更加明显的精神质（尤其与易冲动和追求感官刺激有关）和轻躁狂（心境高涨导致思维奔逸）的倾向。[14]

但是，承认大脑差异与天才之间的联系对我们来说有什么意义呢？有证据表明，那些让我们的生活变得艰难的东西（比如，无法与别人轻松交往、学习差异、情感障碍）也恰恰伴随着我们身上独一无二的特长和天资（艺术才能、创造力、记住数字和名字的诀窍，或者以独特方式可视化数据的能力）。作为父母、老师，甚至被诊断有大脑差异的人群，我们应该如何面对这些证据？如果我们忽略那些病理诊断和标签，只关注大脑差异所带来的潜质和闪光点，那我们有没有可能以自己独特的方式为家庭、社会和全世界做出贡献？

为了写这本书，我采访了超过 50 位在精神病学、教育、创意和儿童发展领域的专家，以及取得了卓著成就但同时公开与大脑差异抗争的个人。我走访了多所学校，与教育工作者们探讨那些在智力和艺术方面表现出极大天分却遭受精神疾病与学习能力差异折磨的孩子的问题。我与这些孩子的父母就抚养这类孩子应具备的综合性要素交换了意见。我还与 NIMH 现任所长，以及其他将引领成人及儿童精神病学和神经科学研究的未来的领袖进行了交流。此外，我全面彻底地翻阅了科学文献和最新的研究报告，它们都是关于理解大脑差异症状与特定优势之间相关性的科学资料。本书旨在阐明天才与大脑差异之间的相关性，从而帮助那些存在大脑差异的个人及他们所在的家庭和社会，让他们给予这些伴随着差异而产生的独特能力以呵护和支持。并不是说所有大脑有差异的人都是天才或者都具备成为天才的潜质，并非每一个患有强迫症的人都能像查尔斯·达尔文一样有创造力。但是，我们鼓励每一个观察入微的人将这种能力善加利用，收获成功，展现自己的天才火花。同样，也不是所有患有注意障碍的孩子长大以后都会成为像阿尔伯特·爱因斯坦那样有颠覆性思维的科学家。但是，注意障碍与奇思妙想和慧心巧思有着紧密的联系确实是不争的事实。如若没有异想天开的活跃思维，爱因斯坦就不可能取得历史性的科学突破。被诊断患病的孩子的人生仿佛注定失败，一旦家长们释放内心的焦虑，他们就会将精力更多放在如何捕捉孩子的想象力，创造机会让孩子在自己擅长的领域里散发光芒上。用心理学家斯科特·巴里·考夫曼的话说："我并不认为每个（存在大脑差异的）人都具备在所有领域取得伟大成就的潜能，但是我相信每个人都有在特定领域取得伟大成就的可能。"[15]

　　当然，要想取得成就，光有功能异常的大脑是不够的，而且极端的病情反而对创造性有害。但要指出的重要一点是，若没有大脑差异，那么拥有超常创造力的概率也会降低。这种现象被称为"倒 U 形曲线"，它适用于本书所讨论的大脑差异。这意味着，某一特殊优势和能力，或者说闪光点的表现，与某一大脑差异之间存在着一个"甜区"。这个恰到好处的区域就处于平均大脑功能与严重疾病之间。因此，轻度或者中度双相障碍患者会比完全没有这个毛病或者重度患者更具创造性的生产力。[16] 这也意味着，那些存在大脑差异的个体如若通过恰当的治疗对症状加以控制，是更能发光发彩的人。

本书除了从神经学层面介绍个体的大脑差异，还将挖掘其他区分大脑差异的高成就者与无法应对大脑差异的人士的特质。本书将重点阐述该如何培养我们身上这些积极特质，而这些特质也是父母和老师应予以呵护的。成功是多种因素共同作用的结果，其中包括支持网络、恰当的治疗，也包括十足的勇气与决心等，这些因素的共同作用让有大脑差异的人有能力驾驭自身独有的特质及与众不同的想法，从而为我们的文化做出宝贵的贡献。有很多个体、家庭、教育者为有大脑差异的人取得成功做出了不可估量的贡献，通过他们的故事，我们得以找到那个关键之物，此物可以让我们将注定生活不幸和不安的诊断与帮助我们充分发挥自身独有天赋并开启全新世界和机遇的诊断区别开来。

我做过私人精神科执业医生，也曾在威尔康奈尔医学院任教，还曾在纽约长老会医院就职，在我 23 年的职业生涯中，我对那些成功人士如何将自身的缺点和天赋有机地结合一直特别关注。很有意思的一点是，我的病人把注意力都放在如何克服阻碍他们实现伟大目标的障碍上，而实现目标的巨大力量恰恰需要从这些障碍中挖掘。看着他们如何充分利用自己面临的艰难困苦，我发现了他们卓尔不群的才华。正是这些激发我在 92 街 Y 文化中心发起了"心灵的力量"系列讲座，该项目致力于挖掘心理构成对个人成就的影响。我还撰写了一系列心理学传记，调查研究了许多知名艺术家、作家和历史人物的精神障碍与个人才华之间的紧密联系。作为一名执业的精神科医生，我得以第一时间看到有大脑差异的人身上迸发的情商与洞察力。比如，通过恰当的药物及其他方式的治疗，抑郁症的积极面不会消失，反而会得到利用。美国首屈一指的学者安德鲁·所罗门（《背离亲缘》和《正午之魔》的作者）的作品曾获美国国家图书奖，颇受世人推崇，甚至连他都将自己敏锐的感知力归功于因身患严重的临床抑郁症的个人经历而获得的同理心。他意识到，在某些人眼里的积极面，在另一些人眼里却是彻头彻尾的消极面，这在我为了写作本书而采访的许多专家及高成就者身上得到了呼应。

为写作本书，我采访了许多具有大脑差异的成功人士及创造力超群的人。我问他们，如果有机会，他们会不会消除这种大脑差异？每个人无一例外地回答：不会，无论这种差异带给他们多少痛苦。每个被采访者都无法想象将自己的强项与弱点分开将会怎样。

科学证实了他们的这些直觉。医学专家曾经对人脑进行颅相学研究——将人的大脑进行分区，每个区域都负责特定的具体功能。然而这种过时的观点已经被攻破。我们的大脑不是档案柜。我们无法把对我们无用的东西从脑子里拿出来，也不能准确知道哪些对我们有用。相反，我们的大脑更像珊瑚礁，即便看上去最有辨识度的物种（或者说大脑组成部分）也与其他部分相生相伴。

大脑功能并非分工明确。大脑的各组成部分会像潮汐一样来回变化，某些区域的不足为提高另一些区域的敏锐性创造了可能。比如，注意障碍现在被认为是大脑"执行功能"失调的结果。而与普遍认知相反的一点是，注意障碍患者并不是无法集中注意力，而是他们控制不了集中注意力的时间和对象。而正是这种失调减少了对思维的束缚，激发了异想天开的能力，产生了创造性思维。

大脑有序和无序状态的相互角力与作用为天才的诞生创造了理想条件。根据神经心理学家及大脑成像专家雷克斯·荣格的观点，天才的产生直接归因于大脑中两个网络之间的动态流动——认知控制网络和默认网络。认知控制网络负责解决外部世界的问题（也称为聚合思维），默认网络负责自身内部生发的想法（也叫发散思维）。在神经正常的大脑里，这两个网络运动相互平衡，没有明显的波峰和波谷，而在异常大脑里，波峰与波谷间会急速升降。[17] 需要指出的重要一点是：在大脑差异的高效能人群中，这两个网络依然存在某种程度的平衡。比如，双相障碍患者在创意无限的思绪信马由缰的同时也会迅速陷入更狂躁的状态，如果不通过类似药物干预等手段加以治疗，这些思绪就会变得杂乱无章而毫无用处。创造力在一定程度上也来自默认网络，但它需要认知控制网络的有序影响才能得到良好表达。

这种抑制与去抑制的相互作用——大脑的某些部分抑制其他部分，以及某一部分能力的不足激发了另一部分能力的加强——是新发现的一个领域，它正在迅速崛起。我们仅仅窥见了这种相互作用复杂性的一斑。比如，左外侧眶额区的灰质较少，取得更高的创造性成就与此有关，但同时，右角回的灰质密度更高，大量的创造性成果与此也有关系。换句话说，大脑某区域的不足和另一区域的优势一样，都是天才的成因。这是一个令人振奋又鼓舞人心的发现，那就是长处总与弱点并存。[18]

但是这个发现告诉我们的仅此而已。而本书的目的在于从真实案例角度探究这种奇妙的关联，以及这种关联对精神障碍患者的人生到底意味着什么。社会中形形色色的成人和儿童虽都与不同程度的精神障碍抗争着，但却取得了不同凡响的成就，我们将深入他们的生活，探究这种奇妙关联背后的科学道理。

第五版《精神障碍诊断与统计手册》发布时，引发了强烈反响，而我和我的同事们倒不以为然。就像托马斯·英塞尔所说，第五版手册很简单，就是一份标签列表。它对医生给某些状况命名以便让保险公司分类报销是有帮助的。但是贴标签并非我们这些从事精神健康工作的人医治病人的方式。我们旨在治疗而不在诊断。比如，忧郁是一种感受的集合体，但也可以是很多状况的某一方面——如果你深受焦虑症折磨多年而未经医治，那你很有可能会经历抑郁期。在挖掘个体潜能的时候，大脑实际自我表达的方式比标签更重要。

基于这个原因，《看见不同》这本书是按照主要的临床症状而不是精神状况来组织内容的。除了诊断和分类，本书提出和回答的一个最重要的问题是：学习差异、随境转移、焦虑、乖僻思维、忧郁、循环心境、关联性缺乏，这些特征与最常见的大脑差异之间存在何种关系？常常与这些特征相伴的潜在天分、才华、倾向及特定的智慧和洞察力都有哪些？那些大脑有差异的人是如何运用自己的智慧，充分利用给自己生活带来真实困苦的特征的？我们作为个人、父母、配偶或其他家人、老师，能为有大脑差异的人做些什么以帮助他们发挥自己独特的潜能呢？

我选择了7组特征，因为这些特征在大多数有大脑差异的人身上都存在，它们也是与创造性联系最紧密的。读者们也许在许多章节里都能找到自己或者所爱的人的影子。注意障碍患儿的母亲会在"随境转移"那章里认出自己儿子的症状，但她也可能会在"学习差异"的章节里发现某些有趣的共同点。同样，经历过忧郁状态的人也可能在"焦虑"一章里找到自己强迫性思维发作的状态。是临床症状而非标签影响了我们与世界相处的方式。

我还将在当今科学知识涉及的范围内，揭示这些关联性机制，并分享许多启发人心的真实故事，故事里的主人公都有着超常的大脑，他们就像你和我、我们的孩子、配偶、父母、同事和朋友，在看似有缺陷和出众的天分之间悉心构建微妙的平衡。从获奖的科学家、声名显赫的艺术家和表演家到虽名不见经传但同样奋发图强的大人和孩子，我希望把他们具体如何学会充分利用自己与众不同的头脑的故事分享给所有人。他们的故事将照亮和启迪我们每一个人。

第一章

学习差异
发现自己真正的天分

常见诊断：阅读障碍

他们测试的不是我的知识储备，

而是我在那一刻能否克服阅读障碍。

——斯凯勒，16 岁

16 岁的斯凯勒有着超出她年龄的聪慧，她在曼哈顿读高中。在两岁的时候，她跟妈妈埃里卡说她看不见东西。但是埃里卡带她去看的每一位医生的说法都一致：斯凯勒的视力完好。有一个医生甚至暗示说斯凯勒是一个希望引起别人注意的中间儿，给她配了一副假眼镜，跟她说这副眼镜有魔力。斯凯勒没有被哄住，她也不是在引人注意。她跟妈妈说魔力眼镜被打碎了。[1]

　　等斯凯勒进了幼儿园，她自认为的视觉能力的失常变成了阅读能力的失常。斯凯勒非常聪明，她成功地将这个缺陷一直隐藏到小学二年级。她总能依靠直觉通过书中的图片领会故事及其含义。然而当阅读内容越来越复杂时，她感受到的压力就变得越来越大。当医生让她用人脸表情的痛苦程度来给学校所学的科目进行评级时，斯凯勒在每一门科目后面都画上了笑脸——除了阅读，她画的是皱眉痛哭的表情。斯凯勒的老师很震惊，在老师眼里，斯凯勒是在阅读方面做得最好的学生之一。老师询问她的时候，她回答："我有个秘密，我不识字。"

直到小学四年级，斯凯勒才得知自己无法阅读的原因：阅读障碍。那是一种神经病学意义上的学习差异，5%~10% 的学龄儿童会有这个问题。[2] 阅读障碍的呈现方式多种多样——有些人识字困难，但是能够识别数字，也有一些人在数字识别上更困难，还有一些人二者都识别不了。学习差异的本质也五花八门——两个同样患有阅读障碍的人在描述自己感受的时候会有截然不同的版本。这是他们的大脑处理视觉信息的微妙差异导致的。有些有阅读障碍的人表示字母顺序是颠倒的，而且字母之间不连贯。而有一些人描述字母会在纸上跑来跑去。还有一些人能准确识别每一个字母，但却无法将这些字母组成音素，而英语里的音素是单词的构成单位［比如"车库"（garage）的音素构成是 gar+age］，因此在他们眼里，这些单词就好像是符号的集合，而不是能立刻被识别的单词。有些人在数字上也遇到了同样的问题。有些孩子分不清左右，有些孩子手脚笨拙、协调能力差，还有一些孩子没有时间感，不会提前做计划。

研究人员对大脑这一运作过程的理解仍处于初期。但无论是何种情况，症状多么五花八门，识别文字或数字的速度与智商不匹配都可以归于阅读障碍范畴。这是学习差异中最常见的一种现象，而事实上被诊断为有其他状况的孩子通常也患有阅读障碍。注意障碍是与阅读障碍有关的最常见的大脑差异。有 25% 的患阅读障碍的人都有计算障碍（在学习或理解数学上存在困难），而某种程度上的运动发育受损会对将近一半的阅读障碍者造成影响。[3] 其他一些不常见的学习差异可能独立存在，也可能与阅读障碍同时发生，比如书写障碍（在字母拼写上存在困难）、计算障碍、运用障碍（一种语言障碍，是大脑中指挥肌肉运动从而让人准确发音的区域受损导致的），以及听觉、记忆和处理障碍，它们都将影响人的语言理解能力，即使这个人的视力和听力都正常。

斯凯勒的经历说明，无论阅读障碍多么常见，它还是经常无法被诊断，很多人直到成年仍然以为自己不擅长阅读，而事实上他们有阅读障碍。（阅读障碍这种大脑差异非常常见，与其说它是一种"差异"，不如说它是一种特征。）在辨认学习障碍的过程中，举止得体、聪明伶俐的女孩儿常常被忽略，那是因为长期以来人们认为阅读障碍在男性中更为普遍。有阅读障碍的女孩儿（男孩儿也一样）只要不扰乱课堂秩序，并拼命通过考试，我们只会当他们是资质平庸的学生。他们其实并非平庸——患有阅读障碍的学生为了能跟上进度，比其他孩子付出了更多的努力。

阅读障碍的严重程度不一而足，斯凯勒的情况是非常严重的。对她来说，阅读是一个推理的过程。"我读书的时候会跳过一些单词，再在脑子里将它们补全。"在她小时候大声朗读时，妈妈就会指出来："你读的有 4 个词是这一页上没有的。"但是尽管斯凯勒推断出来的单词与书上的不同，她从整段文字里领会的意思还是一样的。"我会把它们改成我能理解的词语。"不仅如此，斯凯勒觉得自己是在改进文本，"我认为我的版本更有道理"。[4]

美国的教育体系让斯凯勒很受挫，她认为该体系无法匹配她这类孩子的能力。她对多数考试安排尤其感到不满。她发现"他们测试的不是我的知识储备，而是我在那一刻能否克服阅读障碍"。这种焦虑刺激了她，而这种钻圈似的感觉并不适合她。"我希望能直接跳到我未来的职业生涯，学一些在工作中应该知道的东西。"

即使是没有学习差异的孩子也会被学业期望压得喘不过气，害怕达不到标准，而对斯凯勒这样的孩子来说，这样的压力和恐惧被放大了十倍。斯凯勒的母亲埃里卡还记得女儿小时候回到家里，满怀哀伤的场景。斯凯勒自从向老师坦诚自己不识字，就被安排每周上三次辅导班。"他们试图将阅读这件事强行灌输给她。她难受极了，对我说：'为什么是我？为什么是我？'班上的老师把幼儿读物放在教室的篮子里，这样就有她能读的书了。这其实是一种羞辱。"任何一位家长但凡安抚过因为做家庭作业而烦躁不安的孩子，都不难想象斯凯勒的状态：她与阅读障碍的斗争蔓延到她的整个家庭生活里。埃里卡说，斯凯勒"把问题吞进肚里"，结果她还得为自己的体重发愁。

高中时，斯凯勒上了一门课，任课老师非常刻板。那时，尽管斯凯勒已经学会了为自己发声，但埃里卡说，在这位老师的课堂上，"她被吓到了。那简直是一种折磨。她不停地哭"。而当斯凯勒向这位老师解释自己有学习障碍，这影响了自己获取信息的能力的时候，这位老师却告诉斯凯勒，她"不相信什么阅读障碍"。埃里卡去教务处成功地帮斯凯勒调出了那个班。有学习差异的孩子的家长不仅要承受孩子的痛苦，还得面对来自自身的挑战——从行动上和情感上维护自己的孩子。这需要在各个阶段投入大量时间，也需要他们在被拒绝和筋疲力尽的时候锲而不舍。埃里卡回忆，斯凯勒学习词语的时候"会做很多认字卡，但是她都不认识。于是她把这些卡片递给我说，咱们讨论一下这些词。她会就一张认字卡讨论10分钟，最后才说她明白了，而在同样的时间里，我其他的孩子已经记住30个单词了"。死记硬背对斯凯勒来说没用。比如在社会科学课上，"她必须理解农民、奴隶、封建制度、君主政体都是什么意思。她可以围绕某个主题写上两个小时，但是别问她 30 个英语单词是什么意思"。

斯凯勒希望她未来从事的工作能给有学习障碍的人带来改变。"在跟妈妈嚷嚷的时候，我会说我想改变对有阅读障碍的孩子的教学方式。我认为用别的孩子的长项来评判我的弱项是不公平的，反之亦然。我一直在说，阅读障碍是一种能力，而非一种无能。我知道在现实世界里，我会比那些只会生搬硬套原有信息的女孩儿更成功。我的这些想法需要进一步探索，所以我将来想做对这个世界有意义的事情。"

斯凯勒具有强大的内驱力，这在她克服自己将要面对的挑战方面会有巨大的帮助。如此多有趣的思想被一刀切地塞进好学生的模子里加以约束实在是太可惜了。美国国家图书奖得主约翰·欧文也有阅读障碍，上学时，他在老师眼里显得既懒惰又愚蠢。对此，他说："我那时简单地接受了世俗的观念——我是个学习费劲的学生，所以我是笨蛋。"如果不是因为他热爱摔跤，并得到教练的支持，欧文可能早就辍学了。[5]

就在全美正在讨论这个国家在创新力和竞争力上能否更胜一筹的时候，我们中间还有许多最具原创思维的伙伴仍无法融入整齐划一的学业期望（它以标准考试分数为衡量标准），也无法做到在现行教育体系所要求的各门功课中都表现优秀。在这些最具原创思维的人中，大多数都有阅读障碍，而这并非偶然。

考试仿佛总是衡量人生及其潜在可能性的一把标尺。从很小的时候开始，我们就被一系列外部的规则和标准考量着，在竞争最激烈的学区尤其如此。有些人出类拔萃，还有一些人，特别是有阅读障碍的人并非如此。我们虽然可以用"不擅长考试"聊以自慰，但这其实已经下了一个判断或者在暗示：那些考试成绩好的人比成绩差的人更聪明。而那些识字艰难的孩子已经被贴上了不如同龄人聪明伶俐的标签，于是他们被送去其他学校或班级，因为人们认为那些地方与他们的能力更匹配。

对许多有学习差异的学生来说，他们面临的挑战不是考试考不好，而是他们的成绩并不平均。我们的教育体系是围绕整齐划一的预期设计的，没有给有棱角的思想留出任何空间。有棱角的思想指的是有些人的学习成绩参差不齐，在某些领域表现优异，而对另外一些领域完全没有兴趣或者完全不擅长。然而，当我们看那些取得过伟大成就、为世界做出过革命性贡献的天才时，我们几乎无一例外地发现，他们中的大多数人都是"棱角清晰"的思想家。在这些天才中，你会发现有些人在某些领域比别人优秀，在另一些领域却表现出明显的缺陷。他们不是门门功课都能拿 A 的学生，有些功课可能得 B，甚至得 C。他们也可能在个别科目，甚至大多数科目上不及格。这些人的大脑并不是按照学科或者教学风格所要求的方式工作的。

学习差异这个笼统的标签包含了大量的个体差异。人们用"差异"而不是"无能"来形容它，更为贴切。"无能"是对个体学习者的智力做出的定性陈述，而"差异"剔除了价值判断和感情内涵，最重要的是剔除了耻辱感。正是由于后者，家长们普遍在孩子第一次出现学习困难平均两年后才带他们去进行专家评估。因为我们把太多注意力放在了学习差异的消极一面——能力缺失的定性评判上，我们惧怕诊断带来的种种暗示，所以全盘抗拒它。其结果是，孩子们觉得自己很愚蠢，因此饱受折磨，有时长达数年。等长大成人，有些人可能会学着弥补他们的"异常"，但仍有一些人背负着尴尬和自我厌恶的包袱。

当然，这不是事情的全部。还有许多人有学习差异，但是他们凭借坚忍的意志、强势的性格，以及一些关键事件的干预，摆脱了标签和刻板分类。凭借加倍的努力，他们得以完成多年的学业，最终能够自由自在地追求自己真正热爱的东西。而此时才是他们真正大有作为的时候。这些人中有科学家、作家、艺术家，还有企业家。他们共同拥有的令人兴奋和鼓舞人心的特点是，他们与众不同的大脑在很大程度上是他们的才华的直接诱因。

具有学习差异意味着什么

学习差异的类型多种多样，其中有很多复杂情况还没有被充分研究和了解，因为它们只发生在很小一部分人身上。然而，研究人员估计，在各种类型的学习差异中，足有 80% 有明显的阅读障碍。根据美国儿童心理研究所学习及发展中心高级主管马修·克鲁格的观点，"学习障碍是接受特殊教育的孩子中人数最多的一个门类——比患孤独症或情绪障碍的学生多得多。在接受特殊教育的孩子中，有学习障碍的占 45%。而在有学习障碍的孩子中，大多数都有阅读障碍"。[6] 完全有可能的是，即使不是全部，也是大多数情况下，其他类型的学习障碍要么包含阅读障碍的核心诊断，要么就是阅读障碍核心诊断本身。[7]

无论阅读障碍有多常见，我们对它意味着什么仍知之甚少，教育工作者也是如此。如果让人们对这种障碍下定义，大多数人会说它涉及字母和数字的视觉混乱，以及有阅读障碍的人有阅读困难。将阅读障碍理解为字母颠倒的历史可以追溯到1887年，德国眼科医生鲁道夫·柏林在当时第一次提出了这个词。[8]1889年，W. 普林格尔·摩根为《英国医学杂志》撰文，描述了一个匪夷所思的现象：一位原本很聪明的病人偏偏学不会阅读。[9]

在阅读障碍第一次被发现之后的一个多世纪里，情况几无变化。直到20世纪90年代，神经影像学的发展确切证实了阅读障碍的神经病学基础。1998年，首屈一指的阅读障碍专家萨莉·施威茨和她在耶鲁大学医学院儿科系的同事利用功能性磁共振成像技术来研究阅读障碍和非阅读障碍读者，该项技术会对大脑行为生成电脑影像。他们发现，有阅读障碍的读者"大脑中连接成像功能和语言区域的部位显现低激活状态。具体来说，有阅读障碍的读者连接视觉皮质及视觉相关区域（角回）与语言区的颞上回（韦尼克区）区域的活跃度降低了"。[10]尽管这说明了阅读障碍是语言习得障碍而非视觉障碍，但是人们认为阅读障碍是视觉障碍的观点依然很顽固。过去，有些患阅读障碍的孩子甚至会接受眼部训练，好像阅读障碍是机能障碍而非神经现象。如今，人们依然认为被诊断患有阅读障碍的孩子应该接受数小时的额外阅读辅导，仿佛死记硬背就能最终教会他们识字和正确拼写。

这种概念上的混淆在某种程度上是可以理解的，毕竟阅读障碍者的大脑获取视觉信息的方式与无阅读障碍者的大脑不同。阅读障碍者表现出的症状也略有不同，这增加了问题的复杂性——如果让两个阅读障碍者分别描述自己的体验，他们的描述会有重叠的地方，但并非全部重叠。比如：有些有阅读障碍的人在数学方面表现出色，但是其他人会对此感到困难重重；一些有阅读障碍的人觉得阅读是个苦差事，而另一些人却最终爱上了阅读。但他们身上存在的神经病学共性已经得到了证实。施威茨与她在耶鲁大学阅读障碍与创造力研究中心工作的丈夫班尼特一道，花了几十年对阅读障碍者的独特优势和弱点进行了研究。萨莉·施威茨撰文道："阅读能力被当作智商的代名词。大多数人以为如果一个人聪明、积极上进又有文化，那他一定学得会阅读。但是在阅读障碍者身上，智力与阅读能力之间看似不变的联系被打破了。"[11] 在 2010 年发表于《心理科学》杂志上的研究报告中，施威茨和她的同事提供的一份表格明确显示，阅读障碍者的智商可以很高，但阅读能力却很低。二者并非"天生一对"，但这种情况没有出现在非阅读障碍者身上。[12]

阅读障碍是语言系统方面的一种障碍，施威茨表示，"更确切地说，它是语言系统下的某个细分类别，是语音处理系统的障碍"。[13] 简单地说，这是一种记忆系统，我们在抄写电话号码或者记课堂笔记的时候需要用它。人们常误以为阅读障碍者会颠倒字母和数字，而事实上，他们只是记错了那些在他们眼里毫无规律可循的符号的细节。记忆系统失调是造成这种误解的根源。因此，许多专家认为，要求识别文字的传统智力测试并不能准确地衡量阅读障碍者的智商。

脑功能成像显示，有阅读障碍的儿童和成人在执行阅读任务的过程中，大脑左半球后部的神经系统遭到了破坏。这意味着，在阅读障碍者的眼里，那些单词及组成单词的音素只是一些随意而杂乱无章的符号。对没有阅读障碍的人来说，单词识别是自动的；而对阅读障碍者来说，他们必须记住这些符号（无论阅读障碍者有没有意识到这一点），识别书面文字是持之以恒努力的过程。因此，阅读障碍者的阅读速度更慢也就不足为奇了。没有阅读障碍的人几乎不可能理解阅读障碍者要完成一个普通工作日的正常阅读量需要耗费多大的精力，更不用说学习期的阅读量了。

目前，临床医生不用通过扫描儿童的大脑来进行阅读障碍的诊断，他们开发了复杂多样的测试系统。美国儿童心理研究所的马修·克鲁格说："聆听孩子们的大声朗读对我们非常重要。朗读会重新连接人脑的语言区域，从而让人自动识别并读出文字，我们希望听到每个孩子读出他们看到的文字，以表明他们能够迅速认出眼前的文字。读得缓慢、不流畅或较为机械表明，他们的大脑语言区域有问题。"[14] 克鲁格指出，评估员会寻找一些要素，其中包括"语音意识（听到一段话并读出这段话），快速检索单词（能迅速回忆出单词标签），单个单词的读写（从简单单词开始，直到拼写和音素数量都不常见的单词），无意义单词的朗读（读出一些无实际意思的词），朗读速度和流利度（衡量孩子大声朗读的速度及准确度），阅读理解（回答关于短文的多项选择题或者开放性问题）"。评估员会将孩子们的各项得分与同龄同年级的正常孩子的公认标准进行对比。

尽管这项测试很复杂，但它对有阅读障碍的孩子的测试仅限于此。阅读障碍还有其他两个因素会极大地影响阅读及准确回忆阅读内容的能力。研究显示，当文字出现在视野边缘而不是图像或者页面中央的时候，阅读障碍者更能认出它们。[15] 想象一下一个阅读障碍者沿着页面边缘阅读时的大脑活动。这就好比玩拼图总是从外往里拼，这个方法对于玩拼图来说很管用，但对于从左至右、从上往下的阅读习惯来说却不大适用。另外，阅读障碍者的短期记忆力，或者说"工作"记忆力，并不好。我们在记录电话号码或者抄写课堂笔记的时候会使用这种记忆系统。如果将这些大脑差异——识别困难、聚焦视觉边缘、工作记忆力低下——结合，那有阅读障碍的孩子在传统学术环境下所面临的挑战就再清晰不过了。

清晰可见的另一点是，这些挑战掩盖了阅读障碍者真正的才华和智慧。虽然阅读障碍者的短期记忆力不好，但是其长期记忆力并没有受到影响，他们能理解书面和口语文字的复杂意义，从中领会其深刻含义的能力也没有受到影响。以斯凯勒为例，她的母亲埃里卡发现，尽管女儿背单词非常费劲，但她能领会这些单词反映的更加深刻且复杂的广博内涵（她在学校学习有关封建制度的知识就是一个例证）。阅读障碍者更深刻、更广博的认知和理解力不仅体现在视觉和认知方面，也体现在听觉方面。1987 年发表在《新英格兰医学杂志》上的一篇研究报告显示，有迹象表明，阅读障碍者能利用自己对更广泛空间的注意力与听觉环境互动，也就是说，他们能捕捉到其他人捕捉不到的声音和语音细节。[16]

威斯康星大学的一项研究发现，阅读障碍与"识别不可能图形的速度"之间有紧密的联系。[17]"不可能图形"是智力测试的常用手段，典型的此类图形是在逻辑上可能或者不可能存在的楼梯效果渲染图。测试结果往往显示，有阅读障碍的人能比没有类似问题的人推算速度更快。无阅读障碍者的大脑在面对此类复杂的图形设计时总是试图将图形拆解成更有逻辑性的碎片，但他们的拆法往往是错的。而阅读障碍者利用自己很强的边缘视角，能一次性看到图像的整体，很快就能准确地评判哪里是可能存在的情况，哪里是不可能出现的。这一研究进一步判定，阅读障碍者大脑左半球（语言中心）的不足与他们大脑右半球（空间中心）的强大有着直接的关联。阅读障碍者在图案识别方面如此敏锐，那他们与艺术创作的关系紧密就不足为奇了。瑞典哥德堡大学的一项研究发现，在被顶级精英艺术课程招收的学生里，阅读障碍者的比例比普通人群高得多。[18]

　　阅读障碍者及有其他学习差异的人能够在许多领域里取得成功，并且是显赫的成功。我们将寻找足够的科学依据来佐证这个说法。除了越来越多的神经病学证据证实了其与天才的关联性，还有很多促使有学习差异的人取得成功的关键因素，它们更难被衡量，但是同样举足轻重。它们就是坚韧和毅力——长期为理解世界和被世界理解而不懈奋斗的人需要多多具备的品质。

有学习差异的体验

　　无论年龄和特殊爱好有何不同，本书所采访的阅读障碍者有着许多共同的特征和经历。它们可以被分为四类。第一，他们都在学校遇到过巨大的，有时候甚至是造成精神创伤的困难。第二，他们都有意无意地开发了一些权变措施，以应对学习上及其他方面的问题。第三，他们都在创造力和洞察力方面有天分，这些都与他们的大脑差异有直接的联系。第四，他们都表现出要利用这些天分的强大动力和决心。

学习障碍患者面临的挑战

　　贝丽尔·贝纳塞拉夫是哈佛大学的临床教授，也是世界知名的放射学专家，她发现了唐氏综合征的一个重要的胎儿指征。[19] 于是，她开发了遗传学超声技术，这是孕妇筛查的革命性进步。她因此获奖无数，巧合的是，她有重度的阅读障碍。

她回忆自己在学校的时光是"充满耻辱"的，她艰难挣扎了很长一段时间。她的这种耻辱感一部分原因在于自己拥有智商和学术成就极高的父母——她父亲是诺贝尔生理学或医学奖得主巴茹·贝纳塞拉夫。贝丽尔的父母和老师起初以为她有阅读困难是因为她在多语言环境里长大——8 岁的时候，她随父母从委内瑞拉搬到美国后，插班进了英语课堂。但是，她的阅读技能并没有改善，她父母便认为是她懒惰、没用心。一直以来，她被灌输的都是这种评价，直到她被医学院录取。她因为自己的缺陷而遭受责难，这对她的自尊心是巨大的伤害。因为无法通过标准考试，她选择了一所不需要进行美国医学研究生院入学考试（MCAT）的医学院。得益于父亲打的几通电话，她在大二时作为转学生被哈佛大学医学院录取，这是闻所未闻的"壮举"。这种牵线搭桥更增添了贝丽尔的耻辱感。她进了医学院，但是她觉得很失败，就像是走后门溜进了自己根本不配去的地方。

卡罗尔·格雷德是约翰斯·霍普金斯大学分子生物学和遗传学教授，也是 2009 年诺贝尔生理学或医学奖得主，她在十几岁的时候被确诊阅读障碍。[20] 像贝丽尔·贝纳塞拉夫一样，卡罗尔在标准化考试中一直表现不好，所以即使她通过勤奋努力在学校拿了好名次，她 SAT（学习能力倾向测验）和 GRE（研究生入学考试）的成绩也都不理想。她回忆起在语法学校被特殊教育老师带出课堂时的尴尬情形。如今回看她旧时的学业表现，很明显，她是严重的阅读障碍者，但是她在学校的艰难岁月里感觉自己就像个"笨小孩儿"。她回忆说:"我在接受辅导班的帮助,而我所有的朋友都进了高级班。我觉得他们都比我聪明。于是我为了跟上进度加倍努力。"虽然现在看来她天赋异禀,然而早年间她的数学很差,七年级的时候,数学老师甚至不赞成她学习代数。而她父亲坚持让她去高级班。

这种觉得自己是个笨蛋,落后于他人的感觉伴随着自尊心的丧失,在有阅读障碍的成年人身上极为常见,这主要缘于错误诊断,也缘于忽视阅读障碍的症状和后果。在年轻一代阅读障碍者中,针对个体的评估及教育规划已经很普及了,因此对患者自尊心的伤害减少了。但是,这也在很大程度上取决于老师和家长对阅读障碍到底意味着什么、不意味着什么有多深刻的了解,以及他们能多有效地给予阅读障碍者以支持。当然,无论一个孩子是否有学习差异,青春期都是充满挑战和压力的。正因如此,我们很难把大脑差异造成的影响与其他环境和成长因素造成的影响区别开。

西德尼是一个敏感的、有着艺术气质的 16 岁女孩儿,她搬过 9 次家。[21] 在这一点上,她发现"当我知道回到过去,有些东西还会和从前一样时,我反倒安心了"。她父亲也是一位阅读障碍者,所以当母亲发现西德尼是在背诵而不是在阅读的时候,她立即介入,带女儿去做了评估。西德尼三年级的时候,虽然聪明伶俐,但她的阅读能力还不到二年级的水平。母亲把她送到了一所专门招收有学习差异儿童的学校,而在她结束八年级的学业,离开学校,进入竞争更激烈的主流高中时,她的阅读能力已经达到了十二年级的水平。虽然她在学校很成功,但长期以来她都被巨大的焦虑折磨着,这在有学习障碍的孩子中并不罕见。[22]

为了跟上进度，她要比周围人更加努力，这根弦一直紧绷着。"我读书的时候，眼前的字是搅在一起的。我的眼睛识别文字比我的大脑理解文字慢 5 个字。一个字会突然变成另一个字，或者它们会混在一起。"尽管她没有被诊断有注意力问题，但她确实发现自己很难集中精力。"我只是把我的烂摊子搬来搬去。但凡有时间，我就会花上一个礼拜进行自我整理。"她在时间管理上也很吃力，这主要是因为她在阅读上要花费更多的时间，这让她在学校的压力更大了，因为学校通常会留好几个小时的家庭作业。每当西德尼被作业压得喘不过气而充满挫败感时，母亲就会鼓励她暂时放下作业，过会儿再做。

同样，斯凯勒也提到了大学申请只注重"牌子"造成的影响，这徒增了大家的焦虑感。"孩子们谈论哈佛大学的时候，心里的想法就是，你上的学校名气越大，你本人就越优秀。学校和你密不可分。我努力让自己屏蔽这种想法，但社会压力时常影响我。大学只看统计数字，而忽略了你作为一个人的特性。人们不知道你在课堂上多么努力。对任何孩子加以辅导，他都能写出一篇论文来，可考试的时候没人握着你的手和笔帮你写。"在斯凯勒看来，那些没有阅读障碍、记东西轻而易举（但考试得了高分后没几天就把知识点忘得一干二净）的孩子比她更出色，这本身就是很大的不公平，因为那些孩子对知识的掌握并不扎实。

虽然斯凯勒上的是曼哈顿的一所知名私立学校，但她遭到了无知的老师不公的对待。"我的生物老师说：'斯凯勒在课堂上的发言非常精彩，但她第一次的考试成绩出乎我的意料。'"老师告诉斯凯勒要更加努力学习，因为这对斯凯勒来说并不容易。"我试图向她解释，我并不是不理解学到的那些概念，只是她出题的方式不适合我。但是你没办法跟地位比你高的人这么说话——'问题不在我，而在你'，那是一种冒犯。"有阅读障碍的孩子就像是身处异域具象世界里进行抽象思考的外星人。

权变措施

许多有阅读障碍的孩子长大后都非常成功，成就卓著的贝丽尔·贝纳塞拉夫和卡罗尔·格雷德就是很好的例子。对大脑有任何形式的差异的人来说，成功的关键在于学会变通——并不是说要欺骗和作弊，而是努力让以抽象的思维方式行事的自我融入一个有固定框架的环境。由于阅读对贝纳塞拉夫来说一直是个巨大的困难，因此，她选择上一所只有一门英文课的学校。她决定上诗歌课，因为诗歌的词汇少。上了医学院以后，她发现自己并不需要看教科书上的每一个字；学习用图像而不是文字表达的信息对她来说就简单得多了，她可以通过图片、图形、表格及课件上的相关说明掌握她需要知道的一切。

贝纳塞拉夫已经拥有自己的超声波诊所，她仍然会利用一些策略来规避自己在读写方面的缺陷。她写的大部分文章都由自己口述，并有工作人员对其署名的内容进行校对和核查。对一些阅读障碍者，比如卡罗尔·格雷德来说，拼写检查程序是非常有帮助的，而对贝纳塞拉夫这样的重度阅读障碍者来说，她的拼写和正确的方式相差甚远，连程序都无法识别她想表达的意思。她不得不一遍遍重新输入。她有混淆词语的倾向，同词根词语对她来说是个大麻烦，所以她会尽量规避这些词。"我说一个词的时候，有时候不知道真正脱口而出的是什么。每一个阅读障碍者都有他们说不出来的较难的词。"

西德尼的视觉感官能力非常出众，于是她摸索出了特别巧妙的权变措施，她称之为"思维导图"。她起初会信手涂鸦，因为她妈妈从书上了解到涂鸦能帮助人集中注意力。而现在这些涂鸦变得越来越复杂，这和她的思维过程密不可分。"我思考的时候，感觉在描绘一个想法。我会先把脑子里的想法画下来，直到我想出来怎么用文字进行表达。我在考试的过程中如果想不出怎么拼写单词，就用这个方法，非常有用。想不起整个词，我就画，用一个个字母搭建。这个方法在学习数学时也有用。"听音乐也对她有帮助。在课堂上，她发现一只耳朵里塞着耳机听古典音乐会让她容易听进去老师讲课。她母亲极力说服了学校允许她这么做。

斯凯勒也有一套记住自己需要了解的东西的视觉化方法。比如，准备生物考试的时候，她会把信息看作图形。她记住的不是用文字表述的细胞结构，而是把这些标签连同整个细胞的样子一起映在脑海里——这些标签在她看来不是文字，而是文字画成的画。视觉思维的一个弊端就是想法与形象有时候"会在我脑子里重叠、打架"。这个过程需要把想法转换成形状，这让事情变得更加抽象了。"我会闭上眼睛，把这些形状组成一个我自己能控制的过山车或者折叠片的样子。"在英语课上，她会把那些单词转化成一个个实物，以便更好地理解它们。某种特定的人物个性会让她产生诸多联想，比如"一栋面具形状的房子暗示着自我厌弃"，或者某种个性让她想到"一个排满书架的街区，街区密密匝匝，而这些书架就是房子"。这个转换过程并非斯凯勒有意为之，"那些想法和词语在我眼里就是这个样子"。

西德尼对自己的长处和短处有非常清晰的认识，这一点对她形成自己的应对策略非常重要。"我总感觉无论我从什么时候开始做一件事，都没有足够的时间完成它。这就是为什么我总会提前开始一个项目。我做事的速度快不了，但是我足够努力。"最近，她发现了一个做事井井有条的好方法，那就是要求自己只用小包——放杂物的空间越小越好。

西德尼和斯凯勒很幸运，她们的父母积极地为她们寻找最合适的学校和教育方案，而且在他们觉得孩子们需要更多的体谅和迁就时会毫不犹豫地表态。随着孩子逐渐长大，让他们学会维护自己变得同样重要。斯凯勒因无法开诚布公地批评老师的考试方式而颇感沮丧，但经历这些之后，她学会了如何得到老师们的理解。既然她的聪明才智无法通过书面表达，"那我就在课后说给英语老师听，或者跟物理老师探讨一些还没有讨论过的物理概念。在课堂上，我经常举手，而不觉得难为情，这是一种让老师们明白我听懂了课程内容的沟通方式"。

伦敦大学城市学院贝叶斯商学院[①]的创业学教授朱莉·洛根称这些应对策略（包括组织体系、可视化、自我倡导，气质品质，比如不屈不挠，以及其他很多具有高度个性化的技巧）为"代偿技巧"。[23] 洛根调查了美国139家企业的负责人，发现有超过35%的人认为自己有阅读障碍。《纽约时报》刊登了她的这个发现，她在文中指出："我们发现，取得了成功的阅读障碍者都克服了生活中的很多困难……你要是跟自己的朋友或者熟人讲自己要创业，那你反复听到的只有'行不通的，不可能'。但是阅读障碍者在克服困难上总是创意百出。"

这些策略和方法非常重要，它们能帮助阅读障碍者在这个与

---

① 　贝叶斯商学院前称为卡斯商学院，于2021年9月6日更名。——编者注

他们的思维违和的世界上取得成功。实施这些策略和方法后，收效将非常显著。

阅读障碍者大脑的天赋

贝丽尔·贝纳塞拉夫原本觉得自己就是个失败者，要靠父亲的帮助才能进入哈佛大学医学院，而她最终发现了自己身上无与伦比的天赋——她能克服学术道路上的种种障碍就是最好的证据。贝纳塞拉夫知道自己通过研究书本上的表格和图形来掌握信息比看文字更有效。但是当她轮值到放射科做住院医师的时候，她的教授告诉她："我从来没有见过哪个人像你一样在图像和形状识别方面有如此天赋。这太神奇了。你真应该考虑选择放射科。"发现了自己真正的天分所在彻底改变了贝纳塞拉夫的人生。尽管如此，她还是花了一些时间来接受自己有天赋的事实。"我看图像时，异常的部分会像霓虹灯一样跳到我面前。这是全新的世界，异彩纷呈。我从没意识到自己在这方面有专长。我忍不住想，其他的同学会赶上我的。我花了十年才意识到这不是单纯的运气。"

这根本不是运气，而是贝纳塞拉夫超于常人的敏锐的周边视觉，她坚信这是她作为阅读障碍者的天赐禀赋。"我看一幅图时看到的不是它的局部。我一眼就能看到图像的整体。"换句话说，给她阅读文字带来困难的神经系统运作方式却能让她几乎毫不费力地发现扫描图中的异常状态。她还坚信她之所以能更快地产生某些想法和结论正是因为她的视觉化思维能力。"在自我沟通中，图像比文字更高效。有时候图像冒出来得太快，甚至扰乱了我的思路。"贝纳塞拉夫高能的视觉化思维在商业上也起了很大的作用。她发现自己在运营私立影像诊所方面游刃有余，这是一家由多部门组成的大型企业。"我不会自顾不暇，我能掌控大局，把细节交给别人。把别人想不到的想法汇总，这种模式在这个领域的企业经营上很有效。"

贝纳塞拉夫还发现，这么多年来，她因感到自己愚蠢而自尊心大大受损，但发现自己的天赋这件事治愈了她受伤的心灵。起初，"我是一个可以在胎儿阶段就被诊断出唐氏综合征的疯狂女人。我知道自己是对的，问题在于，要证明我是对的"。现在，她"超级自信"。当家庭成员需要做重要的身体检查的时候，她都会亲自操刀。成就感给她带来了无限快乐。

卡罗尔·格雷德在高中时就知道自己想要主修生物学。但是有些阅读障碍者觉得学习生物学是个挑战，因为它有大量的术语、标签，对词汇量的要求很大。格雷德却通过一种在阅读障碍者中非常惯用的方式把她的阅读缺陷变成了优势。在孩童时期，"就算有人读出某些单词，我也拼不出来，于是我就学着记住整个单词"。正是因为学会了这种补偿方法，"我在大学学习解剖学时背起术语来轻而易举"。

后来，在读研究生和之后的岁月里，格雷德发现了自己身上另一个超凡的能力，这一能力是使她今天成为科学家的关键。"我能一口气读 10 篇复杂的研究论文，并从中提炼所有的关键点，将它们总结为一个核心观点。这对推动科学进步非常重要，甚至比其他因素更重要——我能迅速找到下一个更有意思的问题是什么。"在竞争激烈的科学界，许多科学家都在为同一个科学发现展开竞赛，而在这样的竞赛中，格雷德发现自己在众多可能性中找到最有趣的研究方向并继续跟进的优势很明显。相对于贝纳塞拉夫和格雷德所描述的天赋，西德尼和斯凯勒都表现出与她们媲美的分析天分。更加迷人的是，后者都使用了同样的术语来形容她们对抽象概念的热爱。斯凯勒说："想法越抽象，对我来说越容易。"不像格雷德，斯凯勒觉得生物学中的各种命名对自己来说太难了，因为它们都是严格的既定名称，并且需要记忆。然而这些名称背后的概念对她来说很好理解。无论她能否立刻想起这些细胞结构的名称，她都能从底层理解这些细胞结构、功能及作用。她还发现抽象的工作更简单，因为这更能让她投入其中。"你要是问我一个东西叫什么，我不知道，因为我根本不在意这些。"很讽刺的是，虽然阅读是阅读障碍者面临的最大难题，但英语反而成了斯凯勒最喜欢的科目。"我可能不如其他人读得快，我的行文方式也可能与他人的不同，但是我热爱阅读，热爱从文中的对话里找到观点和贯穿全书的主题。对一个人没有绝对的评价，一个故事也不止一面，这就是最有意思的事情。"她也承认自己并不十分确定拥有比常人更强的分析能力，但是她注意到在课堂上，其他学生——阅读速度快、考试成绩好的学生——反反复复只能提出同一个观点。"但是我能在提出一个观点后对其加以展开，从而形成新的论点和新的想法。"这也正是她在辩论方面极具天赋的原因之一（她参加了剑桥大学夏季辩论活动并赢得了大奖）。她说她能迅速识别辩论中正反两方的立论点。其他人可能会卡壳，或者错误地判断对手的攻击策略，因为他们只能看到己方的论点，而斯凯勒能正反兼顾。同样，西德尼说："相对于需要大量知识储备的具体事务，我更擅长于抽象的概念和思想。"像斯凯勒一样，西德尼也非常喜爱辩论，她说："文字是构建新的观点和思想的途径。我喜欢在别人的思想之外进行构建。"

西德尼表现出了巨大的艺术潜质和强大的动手能力。她在绘画方面极具天赋，曾经在没有指导和图样的参考下，徒手用一大匹布做了一件衣服。她还热衷于创造性地解决日常生活中的难题，比如给画框设计锁扣。斯凯勒则在贝纳塞拉夫所形容的"鸟瞰式"的组织能力方面表现突出。她在舞台管理上表现出了超凡的能力，能掌控一场演出的全局，从舞美布景、道具等实体元素到选角。

尽管阅读障碍者们的强项和弱点各有不同，但他们有共同点：同理心。这一特点在很多阅读障碍者身上都非常突出，你不可能精确地衡量这种敏锐度有多少是缘于学习障碍的，有多少是发散思维的产物。但无论如何，西德尼和斯凯勒都对和她们面临同样挑战的人群表现出深厚的同理心。萨莉·施威茨基于大量的临床经验，将"异常发达的同理心和热心肠"视为阅读障碍者的一个典型标志。[24] 西德尼正考虑着手一项面向儿童的博物馆策展事业，她热情洋溢地宣扬着与孩子们一同工作并将学习的乐趣灌输给他们所带来的回报。她说："我生活的目标就是成为一个更好的人，而进步和改变就是成长的一部分。"斯凯勒说自己从不把文学作品中的反面角色当成反派。"我能想象到，如果那些造成创伤的事件没有发生，情况又会如何发展。当我把这种人置于另一条人生轨迹上时，我能看到这一不同的选择将如何改变他们的人生道路。"她还能调动文字唤起的各种情感，这一点直接回应了阅读障碍者的工作记忆与长期记忆关系的问题。她感觉自己对文字的回忆及将自己置于书中情境的能力比没有阅读障碍的同龄人更强，也更敏锐。不仅如此，她说："我总能成为别人的好朋友，因为我总能换位思考。我小时候常常遭遇尴尬的事，我想所有的孩子都有过这样的经历。每当坐的位置不合适或者握手伸错手的时候，我都会感到窘迫。因此，我要确保不让我身边的人感到尴尬，让他们感觉自己做什么都不会失当。"

尽管阅读障碍者有时无法辨认森林里的某种树木，但他们在把握这种复杂景观的全貌和其内在关系方面确实更胜一筹。贝丽尔·贝纳塞拉夫就是一个例子，她从一幅大图中发现细微变化和缺陷的能力让她能在超声影像中看到别人看不到的东西。有阅读障碍的科学家、工程师及天体物理学家发现他们身上的这种能力使他们能注意到图像中出现的偏差，这让他们在各自的领域里占据了优势。这种能力也在有阅读障碍的企业家身上潜移默化地发挥着作用，他们说自己无论是从创新还是管理上都更具备宏观视角，这让他们有更强的商业优势。[25]

尽管我们不愿看到自己的孩子受苦，但不得不说，接受考验和适应有挑战性的环境会令他们变得坚强。朱莉·洛根的研究对象是有阅读障碍的企业家，他们从不向失败屈服，与他们一样，有口皆碑的畅销书作家约翰·欧文也坚信他遭遇过的阻挠是他人生最大的助力。"我的性格坚韧且固执。我会全情投入，无论如何都要达成目标。我要付出双倍努力，不能偷懒，在解决难题上也不例外，因为我在整理思路并提出备选解决方案时，会想出无数个解决方案，直到想出最好的那个。就像拍照片，你可能会拍1 000张，可只有10张是效果最佳的。我就是这么觉得的，如果我能想到足够多不同的可行方案，那总有一个会奏效。这成了一个优势。创作小说慢一点儿没什么坏处。作为作家，对作品进行反复修改不会造成任何伤害。我有这样的毅力，可以对一件事无畏艰难地反复推敲，不管多少遍。这一个性的形成得益于我早年克服的那些困难。"[26]

第一章　学习差异

17岁的埃文在曼哈顿一所竞争很激烈的公立学校读高中，他自信、帅气、英姿飒爽，一看就是个镇定自若的孩子。他记得第一次发现自己在阅读能力上不如同学是在二年级的时候。[27] 儿童读物是根据难度从 A 到 Z 进行分类的。他和两位同学坐在一起，发现右边的同学读的是 O 类读物，左边读的是 X 类，而埃文读的则是 F。等他读完这本书，老师把他带去了一年级的教室，找适合他阅读水平的书。那一刻，不如自己的同学聪明或者说反应快的想法深深打击了埃文。虽然还没有人告诉他，他有阅读障碍，但他已经隐隐感觉到自己和同学之间的不同。

即便埃文上了八年级，他也无法以同年级学生该有的速度流畅地阅读。尽管如此，他还是开始了大学英语选修课程，这项课程"难度大、要求高"。埃文有书写障碍（这是将思想转化为书面文字的能力受损，通常伴随难以识别或无法识别的笔迹），虽然他认为如果自己能记笔记，那他的学习成绩一定会更好，但这种想法毫无意义——他连自己的笔迹都不认识。于是，他改为倾听。他在汲取和记忆各类信息方面能力超然，还能将这些信息加以分析，提炼要义。他选修了德语，虽然不怎么喜欢这门课，他也完全可以放弃这门语言课的学习要求，但是他并没有半途而废。"上大学就是要面临挑战。"他在谈到自己并不喜欢的课程时如是说。当然，他也有更喜欢的课程，但对他来说，他从学习中领略的快乐并不像斯凯勒和西德尼那样多。对于他来说，上学是一个必须完成的任务，是一个能在大学一级橄榄球队打球，并最终成为职业球手的必由之路。

尽管他对上学这件事的态度模棱两可，但他表现得非常不错，也非常刻苦。他做所有事都会全情投入。他不敢肯定自己的理解能力与其他同学的是否存在差异，但他注意到他比普通人汲取的信息更多。他常常能超额完成任务。当其他同学严格按照要求制造了一个能实现两三个功能的机器人时，他的机器人"却能实现四个功能。其他同学只是严格遵照老师的期望行事"。埃文虽然没有对哪些课程表现出强烈的偏好，但是他的确对物理表现出特殊的好感，这让他乐于去探究看似抽象的宇宙规律。"我感觉自己总是在思考这样一些问题，比如物体如何下坠，其他人很少会去想这些东西。现在我明白这中间有力的作用。"他接着补充道，"我的物理成绩还没达到我的期望，但总有一天会达到。"

埃文毫不避讳自己对目标的追求。"我野心勃勃，好胜心强。我就是这样。我想让所有人看到我有阅读障碍，但依然出色。"这种坚韧到不管不顾的地步就是埃文的性格。他上过为有学习差异的人士专门开办的学校，但发现课程太简单了。在报考高中的时候，也有人建议他选择竞争不那么激烈的学校，但是他却选择了曼哈顿顶级的特许高中，这样的学校的录取分数线极高，对任何学生来说都不易达到，更别说是阅读障碍者了。埃文说他之所以会选择在教学上更严苛的学校，是因为他"不希望任何人告诉我，别人能做到的事情，我却做不到。只要是我下定决心做的事情，我就会做到底"。

起初，埃文想当一名医生，这并不是因为他热爱科学，而是医生的名望吸引了他——就好像他要选择最难的领域来证明自己。现在他想要经商，因为要想学医就要再花14年去学习，这一想法对他来说不够吸引人。他说，无论如何"我都要改变阅读障碍者的形象，因为我知道自己能有多优秀"。成功对埃文来说至关重要，"我只要想做一件事情，就要把它做好"。

第一章　学习差异

阅读障碍者如何健康发展

罗伯特·坎宁安是门户网站 Gateway Schools 的前负责人、曼哈顿罗伯特·路易斯·史蒂文森学校的现任校长，也是 Understood.org 网站学习及注意力问题的顾问，他坚定地认为有学习差异的人士中的高成就者与未能获得成功的患者之间根本的区别在于教育者。[28]"无论（成功者）接触的是什么样的解释和关爱，都造成了这种改变。让更多的孩子获得这些关注，你就会看到更多卓著的成功。"他还警告："别期望所有孩子无所不能。"

坚持让孩子们全面发展无异于给有大脑差异的孩子奠定了失败的基础。不仅如此，在孩子能与抽象概念建立连接之前就让他们接受补救矫正，以期使情况改善，将钝化和破坏阅读障碍者活跃的思维。坎宁安提出："我们身陷技能发展应循序渐进的泥潭，总有一种根深蒂固的观念是，你如果不先掌握第一步技能，就无法进阶到第二步技能，但很多时候，这不一定对。具有极强的复杂概念处理能力的大脑的孩子，根本不需要接触这些概念。不擅长做加法依然能掌握微积分。你需要了解微积分的概念，但未必进行计算。"同样的道理，"你的阅读技能生疏也许会阻碍你理解语言，但这二者不存在必然的因果关系。如果你的阅读技能有限，还把所有时间花在打基础上面，那你永远到不了进行人物分析、理解复杂情节、故事铺垫这些阶段。有多少人发现自己对学习的终生热爱却被孩子们会痛恨的一大堆东西堵住了，从某种程度上说，教育工作者和父母应该有勇气说出来，那就是，补救技能不再那么重要"。

对一个还在种种刻板的期望中挣扎的孩子来说，人生还是有希望的。虽然到了高中和大学，工作量和学习量会增加，但他依然有更多机会专攻特长。这就是有棱角的思考者所需要的：一个能全情投入真正令自己兴奋的领域的机会。同时，父母要助孩子一臂之力，给予充分支持，与老师建立沟通，帮助有学习差异的孩子找到绽放光芒的正确道路。坎宁安也指出，现在的问题是大多数的学校是教育大多数人的，相对于个体，它们更加关注集体。有学习差异的孩子更需要个性化的关注，只为他们能找到自己真正擅长的事情。坎宁安经常对老师们说："当你使用'阅读障碍'这个词的时候，你真正所指的其实是孩子的大脑运行的一种模式，而这种运行模式是在一个更大的场景里发生的。你站远些，结合其发生的场景来看这种运行模式，就会对这个孩子将在哪些方面显现优势有更清晰的了解。场景不同，同样的特征可能会是这个孩子的优势，也可能是他面临的挑战。"

萨莉·施威茨说："学校对创造力和想象力的考量没有与拼写和语法测试区分开来，这一点让我忧心忡忡。阅读障碍者的拼写和语法能力虽然遭到了破坏，但他们的高效思维能力和推理能力却完好无损。我说的不是学习高等数学的层面，而是背乘法表这种初级学习。阅读障碍的情况是数字信息被当成文字存储，所以有阅读障碍的孩子在乘除法记忆方面存在很大问题。我通常不对（过世的人）进行诊断，但是我认为爱因斯坦是有阅读障碍的。他确实存在我们所认为的阅读障碍范畴的某些问题。"当然，他具有令人高山仰止的创造力。有了爱因斯坦，或者贝纳塞拉夫、欧文、格雷德这样的人作为参照，施威茨给任何孩子下阅读障碍这个初步诊断就有了依据。"做诊断时最重要的一件事情是要和孩子及其父母一起坐下来，共同画出正态分布曲线。"阅读障碍造成负面影响的区域通常处于"曲线的均数位置或略低于均数的位置",而在其他概念区域,有阅读障碍的孩子往往处于第90或者更高的百分位数。"我认为客观的旁观者能承认这些很重要。"

刻意迎合或者为阅读障碍者或有其他学习障碍的人提供特殊教育,这种做法颇具争议。施威茨指出,让这样的学生处于智商被误解的环境中容易令他们感到被孤立,并伤害他们的自尊心。另外,学校以外的生活环境是无法迎合有大脑差异的人的,他们要学着适应。

然而,有很多方面是学校应该做得更好的,而且,以教育为宗旨,它们没理由不这样做。威廉·德黑文是曼哈顿温斯顿预科学校的校长,他提出,在他的学校无须给有阅读障碍的学生更长的考试时间,题量也不用减半,因为考试是以普通学生为考虑前提而设计的。[29]罗伯特·坎宁安也质疑"越多越好"的考试方式。坎宁安指出,学校会给有学习差异的学生更多的考试时间,因为"这么做很简单。减少题量则更加棘手。同样一件事,一个孩子得做多少遍才能令我信服呢?是不是46道题比4道题更有说服力呢?不,我永远不能对此信服。他要么会做,要么不会做"。坎宁安进一步补充道:"还有很多人认为'学习障碍'是对懒惰或愚蠢的美化。"这种观念影响了老师对学生的态度。"在语言处理方面,大多数老师会越发对学生喋喋不休",这就好像"对语言不通的人说话更大声"。但是,与年纪小且刚刚被诊断为有障碍的学生交流的时候,使用"更少的语言、更长的停顿,并穿插视觉图像"其实尤其重要。

大多数阅读障碍者确实需要更长的时间进行阅读,因此在需要阅读的考试中给有学习障碍的学生更多时间是对他们很重要的一种配合。但是，这对有问题的考试制度来说，只能治标而不能治本。斯凯勒说在考试中给她更多时间并不能给她帮助。与其他有注意力方面问题的同学相比，"我跟他们有很大不同。我的问题不是注意力，而是我无法将注意力放在微小的细节上，因为我思考的是大图景。问题越大，就越能占据我的世界，我也就会越被它激发。如果只是一本书里的小细节，那它和贯穿整本书的线索相比，根本引不起我的兴趣。无论一个想法多小，它都不是孤立存在的。不存在与其他事物毫无关联的事物。我想去了解这个世界及世间万物之间的联系。从城市到国家，再到大洲，乃至世界"。

　　有些父母、教育者甚至雇主会担心给这样的学生提供便利和配合的行为已经过度，从而培养了一代承受不了时间压力——或者无法胜任对时间压力有要求的工作——的学生。然而，施威茨打消了人们的顾虑。阅读障碍者身上的问题"不是思考和学习知识的能力，而是阅读能力。当有人说'我永远不希望被带进一间急诊室，里面的医生有阅读障碍'，我的反应是，你如果心脏病突发，被推进来的时候呼吸微弱，你的医生还在一旁读你的症状描述，那你就一命呜呼了。但如果你的医生思路清晰、反应迅速，那你就会平安无事"。与施威茨共过事的一位儿科医生也有阅读障碍，这位医生说："我的阅读速度不快，但我思维敏捷。"最关键的是，要将阅读与思考区分开来。在耶鲁大学阅读障碍与创造力研究中心，施威茨和她的同事做了一项研究，参与者是毕业5年及以上的耶鲁大学的学生，他们中有一半都有阅读障碍。"我们询问这些校友在耶鲁时及目前在工作单位的情况，他们都干得非常不错。许多有阅读障碍的校友都说，这一点令他们看待事物更加认真，也让他们更有毅力。"

有些高功能人群在工作中需要应对巨大的阅读量，但他们也是阅读障碍者，施威茨列举了大量这样的例子。一位精明干练的律师告诉她："我读得很慢，但我从中领悟的东西更多，我比那些阅读速度快但理解的东西很少的人更强。"另一位律师是一家律师事务所的合伙人，她告诉施威茨，她阅读材料多花的那些时间是不会向客户额外收费的。据施威茨说，这两位律师都是"颇受欢迎的律师，因为他们非常聪明精干。我常说，没有什么事情是阅读障碍者不能胜任的，除了文件管理员"。

身份显赫的医生和学者去施威茨在耶鲁的办公室拜访是常事。"剧情往往都一样：他们约定一个时间点，而我的秘书确保准备了足够的纸巾。"刚来没几分钟，到访者就会说："你可能没听说过这种情况，但我阅读能力不行。"有一次，施威茨接到了一通德高望重的商业大亨兼慈善家打来的电话，她原本以为大亨联系她是为了自己的孙子。其实，大亨的问题是关于自己的。她将要接受一项责任重大的委派，她担心自己的阅读障碍会成为阻碍。她非常担心骑虎难下。施威茨和同事利用他们的标准测评方法对她进行了评估，结果是她非常聪明，但阅读障碍非常严重。他们告诉她这个消息时，施威茨的本意——证明她聪颖睿智，足以应付这项工作——是想让她安心，但她起初还是不能放心。她说："你让我接受这些无聊的测试，这些测试是我们招聘的时候用来挑选最能胜任工作的员工的。"施威茨告诉她，这就是事情最具讽刺意味的地方，因为她正不知不觉地将应聘者中和她具有同样天分的人淘汰了。

自我怀疑和某种程度的自我厌恶是被诊断为有学习差异的人

身上常有的现象，也正因如此，当还有许多经历着这些差异的人说他们并不愿意消除阅读障碍时，这一点变得更加值得关注。斯凯勒说："我发现自己无法阅读并没有成为我未来发展的桎梏。"不仅如此，她还坚信阅读障碍带来的天赋远大于它带来的挑战。"阅读障碍是我身上最重要的一部分，它不仅仅是我的一个小特点。你无法将这部分与我分开。我与世界的所有交互都依赖大脑，而如果你把我身体里的一部分拿走，那无异于一点一点将我掏空。"

贝丽尔·贝纳塞拉夫在发掘自己的天赋以前曾遭受巨大的痛苦和屈辱，她说，给她什么，她都不换走阅读障碍。"我不知道要是我没有阅读障碍，会不会在其他方面发挥重要的作用。我会竭尽全力地打好手里的这副牌。"对于其他阅读障碍者及其父母和老师，她的建议是："我认为他们应该了解大脑的工作原理。你不能勉为其难地逼自己做自己做不到的事情，要人尽其才。"

对贝纳塞拉夫、格雷德、西德尼、斯凯勒及埃文这样的人来说，与阅读障碍和谐相处，并取得成功，其秘诀并非读得更快或更顺应它，而是应该找到一条适合自己的发展道路，一条更能展现自己聪明才智的道路。我们每个人都能做到这一点——让我们的孩子看到，自己有棱角的大脑是神奇无比、可待无限发掘的秘境。

第二章

随境转移
原创力和创造力的关键

常见诊断：注意障碍、注意缺陷多动障碍、
其他注意力障碍问题

盒子是什么？

——史蒂文·斯坦利，获奖的古生物学家

在史蒂文·斯坦利的成长过程中，他给人的印象是"还算聪明"，但肯定算不上有天赋。[1]史蒂文总是很难集中注意力。在学校，他会盯着挂钟，心里想着："20%的上课时间已经过去……40%的时间过去了。我迫不及待地期待着下课铃声，实在没法儿集中精力。"这似乎是白日梦少年的典型表现，但史蒂文的这个毛病一直持续到上大学。"我坐在课堂里，根本打不起精神听讲、做笔记。"

史蒂文生性好强，他有把事情做好的强烈愿望，可要做好，他就必须先规划筹谋。高中时，他的策略是比别人花更多的时间来完成作业。每晚学习5个小时的他好不容易达到了B+的平均成绩，而他的同学们——他认为他们比他聪明——轻轻松松就能拿到A。"这太丢人了……明摆着其他同学没我努力。"上大学后，他说："我得有所取舍、分别对待了。为了让某一门课拿到A，我只能把另一课程的目标定成C。"这致使他极度焦虑，甚至沮丧。他考上了普林斯顿大学，这在他眼里不过是一时的运气爆棚，他马上就陷入了深深的忧虑，担心自己跟不上学业进度。"我跑去大学的书店买了那个学期要读的所有书，心想我怎么应付得了。实在是太令人心灰意冷了。我一直都忧心忡忡的。"

直到史蒂文40多岁的时候，他才为自己从童年开始就面对的这个挑战找到了一个名字。那时候，他已经是一位获奖的古生物学家，因其在该领域非凡的才华和卓著的成就而蜚声海外。然而，他依然受到无法集中注意力的困扰，别人能轻松做到的事对他来说却难如登天，他因此感到十分痛苦。特别是，人们曾认为他在学术上很懒散，在为人处世上令人生厌，每每回忆起这些，他都会感到巨大的屈辱，甚至愤怒。

注意障碍的诊断改变了史蒂文的人生。当然，对他最直接的一个好处就是，医生给他开了哌甲酯，这是一种改善注意障碍患者注意力问题的药物。而更有力的则来自专家对他所经受的一切所做的专业认定。给斯坦利做诊断的医生指出他的症状非常严重，而将这些症状和他所取得的一系列专业成就加以对比后，医生说："我实在不知道他是怎么做到的。"终于，有人对斯坦利说了他本该在孩童时就听到的那句话：你跟其他人一样聪明，你不笨。这是一份无论多少荣誉都消弭不了的恐惧。当他得知他有确信无疑的高智商，只是有一个异于常人的大脑时，他忍不住想哭。

根据美国疾病控制与预防中心（CDC）的数据，2012年，有超过8%的3~17岁的儿童及青少年被诊断为注意障碍，其占比超过该年龄段所有男孩儿数量的11%，该病症成为美国学童中最多发的病症。[2]其名称也极易混淆，注意障碍这个名称曾与注意缺陷多动障碍混用，然而许多有注意障碍的人并未表现出身体多动的症状。为了本书描述需要，我将使用较为普遍接受的"注意障碍"来统一指代该病和"注意缺陷多动障碍"。

尽管注意障碍是非常多发的一种病症，但我们仍然会对注意障碍症状及其带来的深远影响产生许多误读。这种障碍最常见的特点及其给患者成年后带来的最深远的影响就是易冲动和注意力不持续。易冲动可表现为无法控制自己的行为，在孩子身上则表现为做任何事情都迫不及待，比如在课堂上随意插话，或者行为上的失控。在受到惩戒后，他会明白这样的行为是不恰当的，然而在当时，他控制不了自己。有注意力困难的孩子会被当作典型的白日梦者，老师和家长常常批评他们不按要求做事，或者跟他们说话的时候，他们好像压根儿没在听。

在想到有注意障碍的孩子时，很多人脑海里都有清晰的形象，而这种形象很少是正面的。我们脑海中浮现的短语是：没耐心、太浮躁。患有注意障碍的孩子，特别是他们在接受诊断和治疗前，源源不断接收的评价都是负面的，尤其是在课堂里。这样的孩子是课堂上的捣乱分子，他们会在不应该说话的时候插话，坐立不安，打乱课堂的秩序，还是给其他学生带来混乱的始作俑者。努力想带着全班同学完成任务的老师心里的那种挫败感，让我们深表同情。然而，不间断的大量消极反馈会给孩子的自尊心造成伤害，也会扼杀他们对学习的兴趣。这些活泼伶俐的孩子感觉有人在不停地跟他们说："不！你们的做法、想法、感受都是错的。不准这么干，坐下，安静点儿，冷静些……"

如果史蒂文·斯坦利不是生在 1941 年而是 2015 年，那他的人生会好过些。如今的教育者们会更主动地敦促有行为问题的孩子接受评估，而不是对那些无法控制自己专注于任务的孩子进行惩罚。尽管如此，很多人仍然难以相信，注意障碍是神经系统差异导致的症状，而不是单纯的行为不当。对该诊断持批评意见的观点认为，注意力集中困难和无法保持安静是遗传的毛病，从小就有。

这种观点指出了关于注意障碍的一个关键误解：有这种障碍的人能在一定程度上控制自己的注意力，或者说，随着年龄增长，这种障碍就会消失。诚然，我们每个人都有偶尔在大事上走神的情况，比如思路断了，完成不了任务，忘了钥匙落在哪儿了或者不记得留的家庭作业是什么了，但是有注意障碍的儿童和成人的问题是，这是一种生理障碍——他们缺乏和其他人一样的控制注意力的能力。从临床上看，跟处于正态分布曲线中间区域的人群相比，有注意障碍的人更加容易分心和冲动。"注意力集中！"这句告诫对有注意障碍的患者来说很绝望。精神病学家、首屈一指的注意障碍专家及作家爱德华·M.哈洛韦尔在他最新再版的著作《赢回专注力》的序言里指出，"让有注意障碍的患者再努点儿力，跟让一个近视的人再使劲眯眼看清东西一样于事无补。这是在无视生物学依据"。[3]

对有注意障碍的成人和儿童进行准确诊断的一大难点是人们往往认为有该问题的人必然无法集中精力。因此，有些人选择性地表现出优异的注意力（尽管也有些游移），在自己孩子身上注意到这种现象的父母都不会认为孩子得了注意障碍。

事实上，有注意障碍的人在他们真正感兴趣的一些事情上的注意力会高度集中。而如果你让这些人把同样的注意力集中在他们毫无兴趣的事情上，比如阅读一本关于某个人的繁复冗长的传记，那他们的思绪就会不受控制地游离。但这并不能证明注意障碍患者有纪律涣散的主观倾向。相反，根据美国儿童心理研究所高级研究科学家迈克尔·P. 米勒姆的研究成果，这是他们生理上缺乏控制冲动的能力所导致的，尤其以他所说的"厌恶延迟"为特征。[4]虽然我们每个人都愿意把时间花在自己喜欢的事情上，而不是去干付账单或学习这样的苦差事，但有注意障碍的人在临床上缺乏把注意力集中在后者上的能力。神经影像显示，长期的刺激对注意障碍患者的大脑奖赏回路产生不了太大影响。[5]一个孩子若患有注意障碍，从智力层面讲，他明白如果自己为科学课考试认真复习，几个月后的成绩会有进步。尽管如此，一款十分有趣的电子游戏带来的诱惑和即时奖励几乎令他无法抗拒。如果没有大量的训练和干预，比如行为疗法和一对一的指导，患有注意障碍的孩子根本无法控制更具吸引力的事情带给他们的冲动。

临床医生曾发起给注意障碍更名为"执行功能障碍"的运动，如果我们从生物学角度而不是从看似不守规矩的学生的主观观察角度来看，这样的更名是非常有道理的。注意障碍患者或执行功能障碍患者的大脑里真实发生的情况是：执行目标和任务的部分与负责构思想法、不以目标为导向和审视内心的部分之间的正常沟通发生了偏离。这种沟通偏离正是给史蒂文·斯坦利的学生时代带来灾难的始作俑者，它让史蒂文无法集中精力，无法使命必达。通过功能性磁共振成像和脑电图，研究者们能够看到注意障碍患者和无此障碍的人在执行任务时的大脑区别。[6]想象一下，执行功能是大脑里的一个开关，它控制着脑电流（或注意力）。在所谓的正常大脑里，这个开关相当强大和高效。在多数情况下，它都能指挥脑电流流向它想去的地方，一旦方向不对，开关就会关闭。然而，在注意障碍患者的大脑里，这个开关是松懈的，它飘忽游离，因此脑电流会毫无征兆地任意流动。[7]

这种飘忽游离正是给注意障碍患者带来痛苦和沮丧的根源。正如史蒂文·斯坦利所经历的那样，注意障碍与焦虑和自尊问题之间有着紧密的联系。[8] 在注意障碍患者中，超过 40% 的男性和 50% 的女性都有多种焦虑症。大致有 1/3 的注意障碍儿童也有焦虑症。这与无法控制注意力而产生的下意识的但却实实在在的压力之间存在联系，这一点很容易理解，但也有迹象表明，注意障碍和焦虑虽然并存，二者却不是因果关系，而是有注意障碍的大脑运行方式的结果。我们可以把有注意障碍的大脑想象成一根高调频的天线，它所指的方向不总是可预测和可控的，我们也可以把这样的大脑想象成无法关闭不愉快和压力的开关。

尽管如此，和其他大脑差异一样，注意障碍的故事不只有挑战，它也是一种无与伦比的能力，这种能力让史蒂文·斯坦利在自己的领域有了革命性的发现。现在，大量令人振奋的研究表明，注意力无法控制的游移（伴随着思绪的天马行空）也是注意障碍患者身上无与伦比的原创力和创造力的关键。如果没有有注意障碍的大脑的失调，我们很可能永远都不会有创造了无数人类成就的奇思妙想。

有注意障碍意味着什么

儿童多动这个概念第一次出现在临床文献中是在 19 世纪。[9] 直到 20 世纪，临床医生才开始试验，对多动症状进行药物治疗。1937 年，查尔斯·布莱德利医生无意间发现兴奋剂能够改善一些孩子的行为、注意力问题及其在学校的表现，而这些孩子在今天可能被诊断为有注意障碍。到20世纪70年代，关于注意障碍的现代定义开始形成。1980年，美国精神医学学会第三版《精神障碍诊断与统计手册》第一次将其命名为注意障碍。尽管如此，正如爱德华·M.哈洛韦尔在他的著作《赢回专注力》里所说的那样，直到1994年该书第一次出版时，"依然没几个人听说过注意障碍……而听说过的那少数人也不是真的知道它的意思。它会令人联想到一个过度活跃的小男孩儿扰乱课堂，又把家里搞得一团糟的刻板形象。这是一种被认为只在孩子身上才有的症状，尤其是男孩儿。人们认为成长会'治愈'注意障碍，小孩儿成年后，该症状就会消失。只有极少数医生知道注意障碍是会持续到成年的，而女性有这种症状的概率和男性一样大"。[10]

今天，我们知道有注意障碍的大脑中的神经病学差异是真实存在的，也是真实可见的。尽管临床医生之间仍存在争议，但在2013年，由美国食品药品监督管理局（FDA）批准的脑电波测试辅助了注意障碍的诊断。[11] 哥伦比亚大学的研究员利用磁共振成像对比了注意障碍儿童和无此症状儿童的大脑，他们发现，注意障碍儿童负责决策（前额皮质）和控制冲动（尾核）的区域之间的大脑活动出现了失调。[12]

大脑决策中枢和冲动控制中枢之间发生了紧张和失调的现象是诊断注意障碍的关键，也是有此类症状的人的核心感受。米勒姆对注意障碍儿童的大脑网络的相互作用进行了深入的研究。几十年的神经影像研究将重点放在了背侧和腹侧注意力网络上，这些是大脑中以目标为导向的部分，而更新的研究则揭示了大脑中另一个很微妙的部分：默认网络。这是大脑在休息时更为活跃的部分，也更加直接地参与了某种活动，我们将这种活动与注意障碍紧密联系在一起，它就是白日梦，也就是米勒姆所说的"自发认知"。通过日积月累的研究，他与其他研究者逐步弄清楚了，注意障碍就是上文提到的两大神经网络调控失常的结果。

从实际角度来看，与有注意障碍的大脑关联的感官寻求的是显著的积极面。在《心理学前沿》上发表的一篇文章里，美国西北大学的达莉亚·L.扎贝丽娜、戴维·康登及马克·比曼指出，冲动在创造性方面确实存在优势。[13]同一项研究还发现，对冲动情绪控制力低的人群会有更强的倾向将自己的创造欲望付诸实践，而不仅仅流于想法。另一项由德国波鸿鲁尔大学主持的发表在《儿童神经心理学》杂志上的研究发现，有注意障碍的儿童在免受"限制影响"上表现出超强的能力。[14]这也被称为"不拘一格"思维，它解释了为什么注意障碍患者常常能展现出惊人的原创性。

美国佐治亚大学的邦妮·克拉蒙德在1995年做过一项名为"注意缺陷多动障碍与创造力的巧合"的研究，她将创造性强的人群与患有注意障碍／注意缺陷多动障碍的人群的科学数据进行了对比，发现二者从大脑结构到外在气质上都存在极强的关联性。[15]这两类人群都深感重复性工作十分枯燥无聊，和一般人比起来都更愿意从事新奇的工作，和循规蹈矩比起来，他们也更愿意自主掌控和行事。

许多针对注意障碍和创造性的研究都印证了以上发现。美国孟菲斯大学的研究员霍利·怀特对患有和未患有注意障碍的成年人的创造力进行了测试，结果发现，患有注意障碍的人表现出更高水平的创造性思维，而没有此症状的则更善于"厘清问题，形成想法"。[16] 无论是在学校还是在工作环境中，在重视团队合作的情况下，有注意障碍的人能够与其他人完美协作，他们彼此协同产生的效果远远大于个别作战产生效果的总和。

有注意障碍的体验

被诊断患有注意障碍的形形色色的儿童和成人身上有一个共同的特点：执行功能失调。这种失调会随着人们对注意障碍患者的体验越发了解而显得司空见惯。美国儿童心理研究所的神经心理学家迈克尔·罗森塔尔说："造成这种障碍的一部分原因是你无法调节自己的注意力。从遗传角度看，这谈不上是好还是坏，这只是一个客观事实，它可以被善加利用，也有可能被滥用。注意障碍患者的大脑额叶运转失灵导致他们大脑的奖赏系统变得有些诡异。所以他们一旦投入某件事，这件事带给他们的极大激励会让他们很难把注意力转移到其他事情上。"[17]

同样来自美国儿童心理研究所的神经心理学家多米尼克·奥西洛把注意障碍患者这种注意力游离的状态比作闪光灯。"焦点可以是实的，也可以是虚的；可以是广角，也可以是长焦；对准的可以是这个方向，也可以是那个方向。"[18] 没有注意障碍的人"总有一双手操控着闪光灯和所有拍摄的过程"。而患有注意障碍的人的"那双操控之手失灵了，闪光灯老是对不准"。尤其是在有规则约束的中规中矩的主流学术世界里——人满为患的课堂，注意力游离成了一个相当难以应对的挑战。

注意障碍患者面临的挑战

爱因斯坦有一句名言："如果我的相对论被证明是正确的，德国人就会说我是德国人，法国人会说我是一个世界公民。如果我的相对论被否定了，法国人就会说我是德国人，而德国人会说我是犹太人。"[19]他的理论已经大获成功，所以形形色色的团体——甚至包括注意障碍患者及他们的医生——都忙不迭地宣称爱因斯坦是他们中间的一员，这也就不足为奇了。虽然我们有十足的证据证实爱因斯坦具有超凡的智商，然而关于他的缺陷与天赋并存的证据却只停留在一些坊间传闻和自说自话上。因此，我们无法科学地证实他的不耐烦和对细节的漫不经心正是我们今天在注意障碍患者大脑中所看到的那些失调所导致的。尽管如此，他的传记仍提供了大量机会，让我们将他的注意障碍——尤其是面对严苛学术规矩时的注意障碍——与他的天赋联系起来。

爱因斯坦在很小的时候就能搭起 14 层楼高的纸牌屋。在 12 岁时，他便全情投入数学了。他花了整个暑假学完所有的数学课程后，又沉浸在哲学研究里。他后来形容自己这种如饥似渴的阅读是"自由思想的肆意奔放"。当爱因斯坦对某件事情感兴趣时，他会全情投入，而一旦他失去了兴趣，再让他投入就很难了，这种状态在很多患有注意障碍的人，或者了解、医治和教育此类病人的人看来并不陌生。爱因斯坦在慕尼黑卢伊波耳德中学的希腊语老师曾经当着全班同学的面告诉他，他将一事无成，而他妹妹后来也回忆说，大家都认为小时候的爱因斯坦智商不足。

爱因斯坦厌恶上学，尤其讨厌德国注重死记硬背的教育体系。在他看来，死记硬背毫无意义，在他此后的人生里，他连自己的电话号码都懒得记。（"记那些能查到的东西意义何在？"）

爱因斯坦掩饰不住自己的反感，而校方同样对他不感冒，在他17岁的时候就把他劝退了。爱因斯坦欣然遵从。由于父亲的工作变动，爱因斯坦随家人搬去了瑞士，在那里，他进了一所二流学校。很明显，他的数学和科学课成绩优异，但几乎没有学习其他学科，于是他被劝退回初中。瑞士的老师比德国的老师对他更有耐心，有些老师甚至非常欣赏他的这种自由思维。在一次地理游学中，教授问爱因斯坦："这里的地层结构是怎样的？是从下到上还是反过来？"爱因斯坦回答："它无论是什么结构对我来说都一样，教授。"[20]

在当今时代，我们会期望孩子为了考上大学而全科优秀，但爱因斯坦对他毫无兴趣的事物所表现出的漫不经心反而值得我们关注。他发现实用型学科无聊至极，于是彻底忽略它们。他父亲希望他学习工程学，而爱因斯坦却选择了抽象的理论物理学。他对怎么设计大楼的供电系统不感兴趣，反而对电磁学的核心本质痴迷不已。

当然，正如我们在引言里提到的，爱因斯坦是个超级天才，因此，他肯定是个特例。然而，我们能从他的故事中找到一些同样适用于其他孩子和家长的有意义的因素，这些孩子和家长应对着同样的问题：随境转移，学习成绩不稳定。阅读对患有注意障碍的孩子来说尤其痛苦。面对学校发的一摞摞学习资料，许多有注意障碍的孩子发现，虽然他们在读一句话、一整段或者一整页文字时，是在扫视每一个单词，但大脑却处于彻底游离的状态。有研究者发现，40%患有注意障碍的儿童同时有阅读障碍。[21]患有注意障碍的学生在形容自己阅读干涩、无趣主题的体验时，用词与患有阅读障碍的孩子如出一辙。他们常说，阅读一些自己毫无兴趣的文字时，他们就开始走神，文字仿佛在纸上游移。但是，对那些只患有注意障碍而没有阅读障碍的孩子来说，问题不在于文字处理功能，仅仅在于注意力不集中。只要他们对阅读的内容非常感兴趣，那注意力就不是问题，它可以像激光射线一样集中。

伊桑很小的时候就确诊了注意障碍，他是个帅气体贴的16岁男孩儿，在曼哈顿竞争最激烈的一所公立高中就读。[22]他闯劲儿十足，意志坚定，但他也承认"我写作业是要花些时间的。所有孩子都会贪玩儿，但我更严重。尤其是写数学作业，我要花很长时间。一到做算术题，我的大脑就僵了——一部分脑子不听使唤了"。每到这个时候，伊桑就发现自己的思绪下意识地开了小差。他总是"很努力地把自己拽回来，哪怕一点点。我的脑子里装满了别的事情，而我又搞不清楚那到底是些什么事"。

与注意力问题关联的还有组织能力方面的挑战。许多患有注意障碍的人都在执行功能上存在障碍，该功能由大脑前额皮质控制，该部分负责做规划。执行功能弱将影响人们评估完成某项任务或多项任务所需的时间和步骤。人们用来形容患有注意障碍的儿童和成人的贬义词十分丰富：丢三落四、魂不守舍、健忘。伊桑说："我感觉自己永远落在后头。"在注意力和组织能力方面面临的挑战一直伴随注意障碍患者左右。这些症状有可能会得到缓解，但却是患者大脑神经中挥之不去的一部分。

注意障碍患者所面临的挑战不仅仅是学习上的，事实上，最大的挑战往往是情绪上的。学校经历对儿童和少年来说包罗万象，因此他们在学习上遭遇的挑战（比如跟上课业）与情绪压力（这在患有注意障碍和有其他大脑差异的孩子身上表现得很明显）总是如影随形。到底是人脑内的某种差异同时导致了注意障碍及焦虑症在注意障碍患者身上多发，还是因注意障碍造成的认知落后导致了焦虑症，这一点仍不明确。焦虑本身就会导致注意力迟钝，因为孩子的注意力被忧虑占据了。但如果是一个患有注意障碍的孩子，那么即使他的焦虑得到医治，他的注意力依然是分散的。同时患有焦虑症和注意障碍的孩子的注意力会更加迟钝，但是他不像只患有注意障碍的孩子那样易冲动。注意障碍患者的表现和冒险、缺乏冲动控制力有很强的关联性。回想我们此前讨论的注意障碍患者的执行功能缺陷，这一点就讲得通了。让我们把注意障碍患者的大脑想象成一个课堂。在理想状态下，课堂里应该有一位负责的老师，所有人都会听他号令。而注意障碍患者的大脑里那个权威者的形象模糊而不稳定，导致熊孩子们翻了天。有注意障碍的孩子不仅无法聚焦于任务，也没办法老实地坐着，嘴总是比脑子快。患有注意障碍的孩子在任何课堂上都像个吱呀作响的车轮，他们渴望知识上的刺激，但是他们一旦无法投入，就会变得坐立不安，甚至烦躁不已。爱因斯坦很小的时候就以坏脾气著称。他的妹妹玛雅说他一生气，脸就变黄，鼻尖变成惨白色。有一次，他朝她扔了保龄球。他还曾经用锄头打她。[23] 玛雅不是爱因斯坦唯一的泄愤对象，他还曾经朝老师扔椅子。[24]

　　并不是所有患注意障碍的孩子都面临控制行为冲动的困难，但这一现象并不罕见。伊桑从个头和长相上都比他的实际年龄显得大，这让老师和大人们十分沮丧，因为他们认为伊桑应该表现得更加成熟才对。他 10 岁的时候看上去就已经像 14 岁了，然而就像他父亲说的那样，他在心智上"发育不全"。在社会交往中，他缺个"过滤器"，在和大人、小孩儿打交道的时候总显得不太得当。[25] 比如，他和成年的陌生人交谈时的举止不像一个典型孩子。他父亲曾回忆说，大人们常常对伊桑的聪慧印象深刻，但同时，他们又因伊桑的鲁莽和缺乏克制望而却步。每到这个时候，诺亚不会阻拦伊桑与外界接触，但他会守在儿子身边给予"指导"。在学校里，伊桑的肆意妄为显得十分严重——躲在桌子下面，乱发脾气，还有其他一些捣蛋的行为。经过测评，伊桑被诊断患有阿斯伯格综合征和注意障碍。诺亚把他送进了一所专门针对有行为问题的学生的特殊学校，伊桑在那里得到了集中的支持，这帮助他度过了最为难熬的岁月。

但是到伊桑八年级的时候，他感觉学业发展受到了阻碍。他有了和自身年龄匹配的成熟度，认为自己能够适应学业紧张的主流高中的学习。他发现自己越来越有"自我意识，也不那么焦躁不安了"。他父亲说，他小时候那些不合时宜的行为现在看起来得当多了。他小时候在语言表达方面的早熟演变成流利的语言表达。那些曾经被社交障碍和冲动控制困难困扰的注意障碍儿童发现，经过治疗与训练的共同作用，得益于年龄和成熟所产生的镇静效应，他们身上的这些外观特征会随着时间推移逐渐消退。除此以外，随着这些孩子逐渐成熟，他们的同龄人也在成长，他们逐渐发现完全没必要，或者根本不想活成自己的朋友那样，这让他们顿感释然。

虽然成长会产生镇静效应，但这些不假思索就脱口而出和付诸行动的特征与倾向不会彻底消失，它们永远是个人气质的一部分。伊桑与其他年轻人在一起时依然偶尔会觉得不自在，这在任何有大脑差异的孩子身上并不少见。通常，这样的孩子会跟大人相处得更好，因为成年人往往对怪异行为更为包容，也更能接受超常的思维方式。

史蒂文·斯坦利一生都在与自己说话时不加过滤做斗争。小时候，他就老是因为说错话而挨妈妈的骂。到 15 岁，他还会因为举止不当而遭到妈妈训斥。"史蒂文，"妈妈不止一次这样对他说，"我以为我们早就解决这个问题了。说话之前要三思。"成年后，他很努力地成为一个有礼貌的倾听者，但是慢慢地，他意识到这种不假思索脱口而出的习惯是他身体的一部分，也是他内心活跃、思维冲动的直接结果。"我的思维确实很跳跃，我必须学会在别人说话的时候不去打断，学会在工作中适当克制。我要说话的时候，如果发现其他人正在发言，我就会闭嘴。"

爱德华·哈洛韦尔是《赢回专注力》一书的作者，他被确诊阅读障碍和注意障碍。他很快指出，通常来说，注意障碍是去抑制力方面的障碍。简而言之，注意障碍患者的大脑是缺乏约束的。这种缺乏约束影响了患者在有规矩约束环境里的行为，这也包括了社会交往。哈洛韦尔说他曾经以为自己没想清楚就脱口而出的倾向"很古怪。后来，我意识到，是的，我是与众不同的，但是，不同并不是坏事。我的举止并非一直得当，但是这不意味着我就是不好的人"。哈洛韦尔回忆，有一次跟妻子苏，还有苏的一位女性艺术家朋友一起参加聚会，"这位艺术家朋友是一位十分有魅力的女性，当她说'房间那头那位穿蓝色礼服的人是我姐姐'时，我看了一眼她姐姐，就不由自主地说：'你这么漂亮，可她就普通得多了。'随之而来的是一段意味深长的冷场，苏瞪了我一眼，而这位艺术家随即大笑起来，说：'我喜欢你的诚实。''谢谢你，'我对她说，'但其实我不是这个意思。'这位艺术家说：'你就是这个意思，这也不新鲜了，我们姐妹俩也老拿这个开玩笑。'我当时太尴尬了，因为我最不愿意做的就是羞辱这位女士的姐姐。这就是缺乏克制最棘手的部分：无意地伤害他人的感情。"哈洛韦尔补充了另一个例子："我都不知道有多少次在和女孩儿第一次约会后就让人家嫁给我，还好她们都比较理智。"[26]

哈洛韦尔指出，很多时候他都会努力不去冒犯他人，然而一旦冒犯了，他就会感到十分羞耻和尴尬。据他形容，这就是"有赛车般的大脑，却装着自行车的刹车"该付出的代价。注意障碍患者要学习与该病共处，要调动大脑所有的机能以使自己的潜能最大化，还需要建构内在的自我控制能力。

权变措施

所有大脑有差异的人，包括患有注意障碍的儿童和大人，都可以培养出一些技巧，让他们在应对自己特殊的神经结构挑战的同时充分发挥自己丰富的创造力。哈洛韦尔试图将对注意障碍特征的讨论进行彻底的重构，他解释说，"我们的讨论完全局限于病理学范畴"。而他主张以优势为前提建构讨论框架，"注意障碍是一种非常难以发掘的天分，而我认为不仅如此，它还是一种才华"。他进一步套用赛车类比："一辆没有刹车的法拉利是非常危险的，但是装有刹车的法拉利无往不利。如果加强了刹车系统，那就真的所向披靡了。"注意障碍患者要学会驾驭这种能力。"就好像尼亚加拉大瀑布没建水电站之前，只是巨大的噪声和弥漫的水雾，而建了水电站之后，它点亮了整个纽约州。"

对每一个大脑有差异的人来说，最有利的权变措施就是自我意识的觉醒。对自己的优点和弱点有清醒的认知，不仅能够帮助我们做出更好的选择，也能帮助我们与那些在我们不擅长的领域里形成互补的人结成联盟。而对于患有注意障碍的儿童来说，周围的大人有责任承担这个角色。父母的支持至关重要，他们要勇于为孩子向学校争取权利。患有注意障碍的成人则需要更为积极主动地在工作单位和日常生活中找到那些能够帮助他们步入正轨的同伴。

患有注意障碍的大人和儿童都可以以适合自己年龄的方式从各自的战略伙伴关系中获益。在学校里，患有注意障碍的孩子有创造力，但易冲动，他们可以和那些天生有条理的孩子组成搭档。哈洛韦尔指出，在工作中，有注意障碍倾向的人和与其有互补优势的人强强联合，将会产生巨大的潜能。天生冲动的人"在工作中可能会犯很多错误。所以，他们可以多跟更有章法、思虑周全的人在一起。你未必喜欢这样的人，但是你需要他。这是一对完美的组合——一个思维活跃的人加一个能完善并实施想法的人"。

罗伯特·坎宁安在大脑差异儿童教育方面有丰富的经验和辉煌的职业履历。[27] 他特别指出，最支持孩子的父母不仅对孩子的弱点了如指掌，也了解他们的长处："更好的父母会对发生在他们孩子身上的事情有更深入的了解，不会觉得他们一无是处。如果你能将眼光放宽一些，花些时间去发掘孩子身上的长处，并与老师进行有效的沟通，就能形成对话。老师们也会在学业上给孩子们创造更多散发光芒的机会。"并不是所有有学习障碍或大脑差异的孩子都需要或者应该上特殊学校。但是在主流教育体系的范畴内，父母的使命"就是发掘孩子身上的优势"，他们能辅助老师为孩子打造茁壮成长的空间。

这涉及家长在家里和学校所做的努力。出于需要，家长们往往更多地关注了孩子难以做到的事情。但是，坎宁安说要找到孩子擅长的方面，父母"应该把更多时间花在让孩子广泛涉猎，而不是最困难的事情上"。他也给了老师同样的建议。"我常对老师说，你们中有多少人认为孩子对学习的终生热爱是把重点放在他们讨厌的事情上培养起来的？"他也这样建议父母，特别是因为学校本质上是为了满足大多数人的利益而非少许人的利益而建的。成绩居于中下等的孩子的父母需要挺身而出，积极鼓励孩子发掘自身特殊的才华和能力。

伊桑有两大强项——自身内心强大的能动性和一个全情投入的父亲的支持。伊桑从全身心投入他热爱的学科中寻到了慰藉，在这些领域里，他完全不会分心。而同时，在一些他觉得无聊的科目上，他会刻意地从中寻找兴趣点，或者试图从令他感兴趣的科目的角度看待这些学科。伊桑的父亲说："无论是通过技术、电影、绘画还是写作，我鼓励他以任何想要的方式进行自由表达。我还会尽全力让他获得一切能获得的外部支持。"

伊桑的父亲就是坎宁安所主张的积极关注的典范，他为伊桑寻求更多正面帮助的坚定决心极大地改变了现状。哈洛韦尔指出，"注意障碍真正的无力感来自羞辱、恐惧和认为自己无能的想法。这些才是让一个人无能的元凶。化腐朽为神奇的例子数不胜数，但是如果你觉得自己无能，那你就真的无能了。伤害就是这样造成的。所以我会让患有注意障碍的孩子因得了这个毛病而高兴，但同时告诉他们，给大脑装上刹车的方法之一是接受训练和辅导，这些手段能帮助他们做到那些他们原本做不到的事情"。

让别人施以援手，接受这样的帮助，还有接受他人的弱点及长处，这些组合在一起成了形成应对注意障碍权变措施的关键。哈洛韦尔将此与诗歌的韵制做类比。"构建一个行事框架并把它当成朋友。一旦你有了这个框架，就能创造美。"

哈洛韦尔也接受了这样一个事实，那就是要完成学业就必须做一些自己不擅长的事情。"禁止学生刻意忽略很难的科目，这一点很重要，因为如果你允许了，就会限制他们未来的选择。"这也是为什么坚毅的品质是成功的决定性因素。正如哈洛韦尔所说，"遭受苦难有好有坏。好的苦难在于锲而不舍，坏的在于感到羞辱、沮丧和被孤立。优秀与遭受的苦难成正比，这是个谜题。更准确地说，优秀与积极的苦难成正比，而与糟糕的苦难成反比"。

伊桑自己虽然不会这么说，但他确实掌握了勤奋努力这项属于积极苦难的艺术。在为有学习障碍的学生开办的特殊学校里度过多年后，他决定去上主流高中。13 岁时，他独立准备纽约特许高中的考试，取得了优异的成绩，被分到市里的顶尖学校。他的勃勃雄心是驱使他如此勤奋的动力。他很感激特殊学校在解决自己行为障碍方面所提供的巨大帮助，但是他说："我担心大学老师会怎么想。'哦，原来你接受过特殊教育？好吧，后会有期。'特殊学校的学术水平不是最好的，因为那里把重点更多放在应对行为障碍上。所以我担心我会准备不充分。对未来的担忧及有更多作为的渴望驱使我离开了特殊学校。"

进入竞争激烈的高中后，尽管数学是他最差的一门功课，他依然选择了数学专业，因为他希望向最好的自己发起挑战。他说，他在全情投入自己关心的事情上找到了安慰。他父亲说，即使是不感兴趣的功课，伊桑也能找到有趣的角度切入。"所有压力其实都来自伊桑自己。他想组装一台电脑，我说好啊，于是在他16 岁生日那天，所有人众筹了零件，然后，他组装了电脑，并且在 iPad（苹果平板电脑）上安装了一个远程桌面，这样他的作业就不会丢失了。你鼓励他，他的热情就永不会衰退。他对科技和研究解决问题的方法总是如此痴迷。"

有一个老套的道理，就是把自己的弱点变为强项，而伊桑将这个道理演绎出了新高度。他把自己的强项——在计算机方面超凡的能力和对计算机的痴迷——应用在解决自己面临的最大挑战上，那就是有条不紊。如他父亲所说，"他将执拗变成了坚韧"。

除了像坚韧不拔这样看不见、摸不着的素质，以及父母、老师、导师和同事的支持，还有更多实实在在的方法可以应对注意障碍的一系列症状。首先，就是在学习上，尤其是在标准考试上给予更多时间。我们在第一章里提到，教育者和医生对于是否给予更多时间有不同的看法。有些人认为给更多时间治标不治本，因为现实世界不会给任何人额外的时间。罗伯特·坎宁安则认为问题不在于该不该给注意障碍患者更多的时间，而是为什么所有人都没有足够的时间。"我对教学方法中的限时法并不认同。很多外科医生都患有注意障碍，他们不擅长案头工作，但在手术室里却异常专注。我认为速度的比拼有点儿喧宾夺主了。我们真正要测试的是掌握知识的多少，限定时间只是为操作方便所采取的人为措施。"限时仅仅衡量了"很窄的一项技能：快。然而通常来说，在赢得速度的同时，你就放弃了深度。另外，我认为我们的速度文化牺牲了太多深度"。

其次，一个更具争议性的问题是，是否应该给患有注意障碍的儿童和大人进行药物治疗。人们确实有理由担心，各种强力药物，比如阿得拉和哌甲酯，有可能导致用药过量，有些患有轻度注意障碍的儿童可能仅仅需要行为疗法就能得到帮助。个别辅导不仅有益，从长远看还将改变一个人的行为。药效会逐渐减弱，但训练一些有用的技巧，比如有条理地规划、设置计时器，以及接受一些缓解焦虑、烦躁和沮丧的传统谈话疗法，都可以在没有药物的情况下缓解注意障碍的某些症状。而行为疗法的独特好处在于，随着时间的推移，由于人脑很强的可塑性，一些新的行为会逐渐固定为永久的技能。

药物治疗这个决定必须同医生一起审慎地做出，而且如果有必要，也有帮助，那么使用药物不是什么丢人的事。对极度活跃的儿童来说，药物对镇静身体，让大脑集中精力开始进入真正的学习状态，确实能起非常重要的作用。然而，药物必须与其他治疗和注意障碍矫正训练结合。注意障碍患者总是认为自己和同龄人比起来智商低下，这种长年所遭受的反复打击和自尊心的伤害不是单凭药物就能医治的。药物也无法教会注意障碍患者如何随着年龄的增长，在社会和工作中具备应有的行为规范。

伊桑因注意障碍服用过哌甲酯，关于服药的时机和原因，他注意到一个有趣的规律。他发现，他去参加过一次相当有挑战性的暑期实习，被分配到一个强度很大的项目中，当时，他朝九晚五不停不休，根本不需要吃药。但是，"如果在学校，我没带药，那就惨了"。他说，在学校的区别特别明显，如果他忘了服药，老师一眼就能看出来。那为什么他实习的时候就不需要吃药呢？伊桑的理论是，在学校里"我身不由己"。实习期间，他为一个应用程序编写代码，那个暑假，摆在他面前的是一道十分陡峭的学习轨迹。工作内容很难，但是深深吸引着他，也没人监管他。很有意思的是，越不给他条条框框，他反而越能约束自己。

伊桑对服用哌甲酯感情复杂。一方面，他承认他在学校需要哌甲酯。另一方面，"我讨厌承认它有用。我不希望依赖外力让自己集中精力，以辅助学业。这让我觉得自己太幼稚，即使患有注意障碍，我也希望能控制自己，因为它是我的组成部分。我不能依赖药物控制自己"。伊桑并不是唯一一个有这种矛盾心理的人，但有必要再次强调的是，如果多动症和注意力游离已经严重妨碍了患者的学习，以致他真实的才能无法展现，那么充分利用药物的帮助并不是羞耻的事。史蒂文·斯坦利说，服用哌甲酯给他带来了极大的好处，这一点在药效消退的时候尤其明显。注意障碍药物跟其他药物一样，使用得当时会效果显著。

有注意障碍的大脑的天赋

"多才多艺之人"这个短语早就过气，而且被滥用了，但是用在马里奥·利维奥身上却再合适不过。[28] 利维奥是一位天体物理学家，也是一名作家，其所著作品题材涉猎广泛，从科学到艺术无所不包。他还是古典音乐的忠实爱好者，是巴尔的摩交响乐团的科学顾问，他受哈勃望远镜拍回的照片启发，与作曲家们一起创作了两首现代古典音乐作品。利维奥不仅才华横溢，人生也充满戏剧性。他有着十分悲惨的成长经历，在一个大家庭里被抚养长大，父母变成政治流亡者后，他被送进了慈善机构。他还在以色列军队里当过军医，参与过三次伤亡惨重的军事行动。此外，尽管利维奥童年时从未被正式确诊注意障碍，但此类患者具有的天分在他身上却显现无疑。

利维奥在学业上并没有遭遇太大的困难，这主要是因为他非常聪明，但是曾经有几年，他觉得学习"异常无聊"。上学对他来说枯燥无味，事实上，他基本不做作业。他在很小的时候就表现出很差的控制力，在课堂上根本坐不住。他太多动了，"身上差不多每根骨头都摔断过"，4岁时还摔断了股骨。身体上的冲动和精神上的无法集中一直持续到他成年，不久前，他的两根手指还被车门夹伤了。他的童年是在罗马尼亚度过的，那时，罗马尼亚的学校纪律非常严格。上幼儿园的第一天，他就爬上桌子，跳了段罗马尼亚民族舞。事后，别人问他为什么会这么做，他说："我闷得要死。"但是就像别的注意障碍患者一样，利维奥遇到感兴趣的科目时就会聚精会神。虽然他在课堂上坐立不安，但他在家里却变成了如饥似渴、自觉自愿的读者。

利维奥做科研的专业领域是理论粒子物理学。据他所说，这意味着"我是不做物体观察的。我甚至不知道显微镜是从哪头看的。我做的工作是拿着其他科学家的观察结果，形成理论模型，用以解释他们看到的东西"。他的大脑对抽象事物的痴迷是使得他对高度理论性的东西十分关注的直接原因，这种创造性在注意障碍患者身上并不少见。我们将他这种充满创造性的思维称为创意流，而他形容这种思维的用词则反映了自己大脑的活动状态，这种状态是更为潜意识的："我很清楚地感受到，我不仅做白日梦的时候能灵光乍现，睡着的时候也可以。有时候睡到半夜，我会突然醒来惊呼，啊哈！就该这么做！这种事情不会时常发生，只有偶尔碰到困扰我的事情时才会这样。"白天，这些事会一直萦绕在他的脑海里，"然后晚上在睡眠中，我会突然醒来大叫，可能这个路子是对的"。

利维奥在自己的职业生涯中形成了一套独特的工作风格和节奏，能让自己的思维保持活跃，同时最大限度地减少分心。也许是因为他太热爱音乐了，他知道自己不能边听音乐边工作。但是，他依然注意到，不像那些能在桌前坐好几个小时的同事，他需要休息一下，四处走走，释放一下被压抑的体力。"我看到我的一些同事能从早上 8 点到下午 5 点对着电脑屏幕，几乎没站起来过。我顶多能在桌前专注思考半个小时，然后我就要站起来去走廊走走。可能我脑子里依然在思考，但是我没办法坐在椅子上。"

年龄的增长削弱了利维奥年幼时由于多动而面临的许多挑战。他认为小时候的他肯定会确诊注意缺陷多动障碍，而现在就不一定了。但是，"我依然不安分。我的大脑也不安分。但这并不意味着我无法专注"。利维奥有一个办法来满足自己不安分的大脑，那就是让自己在主业上忙得不可开交（他在自己的研究领域发表了大量论文），还在天体物理学之外培养了许多兴趣爱好。他在巴尔的摩交响乐团的工作就是一个例证。而他的著作——2013 年出版的《杰出的失误》，讲述了天才科学家们在探索发现的道路上所犯的错误——涉及许多不同的主题，这让他满足了自己对各个领域的好奇心，有科学领域的，也有其他领域的，只要令他着迷就行。这种有意识的策略"一直以来都对我很有效"。

马里奥·利维奥的故事令人想起爱德华·哈洛韦尔所说的"冲动能带来收获。创意是计划不来的。没有一点儿想要摆脱束缚的冲动是不可能有创造力的"。在哈洛韦尔看来，充沛的精力及大量产出是创造性工作重要的组成部分，而这二者也是注意障碍患者与生俱来的品质。像马里奥·利维奥和爱德华·哈洛韦尔这样极具创意的人物的大脑总会迸发许多奇思妙想，而这些奇思妙想中的大部分在形成关键的突破前都被摒弃了。哈洛韦尔说："每一千条类似'她太普通了'的评论里，就有一颗遗珠。我时不时会发现好点子，但无用和愚蠢的点子总比好的多。"哈洛韦尔将此形容为"被诅咒的恩惠"。

哈洛韦尔认为可直接归因于注意障碍和阅读障碍的特殊才能是"第六感和看透人心的能力。我看人时总是带着一种负担。我隔老远就能洞察人们的虚情假意、别有用心"。这种直觉特别敏锐，他还强调这种敏锐的直觉是其他患有相同病症的人同样具有的。"其他人看不到的很多东西在我们注意障碍和阅读障碍者眼里显而易见。同时，在其他人那里轻而易举的事情，我们却很难做到，比如管理好自己，以及快速阅读。他们觉得我们应该有条不紊，而我们却想说，这并不容易。"

古生物学家史蒂文·斯坦利还描述过一种类似的神奇联想能力，而这种能力也是其他人不具备的。"一件事发生时，我会马上想它与其他事情有什么关联。这在我这儿非常自然。我会把完全不同的领域的事件拿来做对比，找相似性和关联性。我还能迅速将想法转化为行动。骨子里，我是个很有创意的人，总是想解决难题，不会退却。我很难解释清楚到底是什么在驱使我做这些联想。它们就是这样自然而然地发生了。"

斯坦利所描述的正是这种毫无约束的创造性思维。一旦摆脱了固有逻辑和预设观念的束缚，注意障碍患者的大脑就会下意识地将别人想不到的和无法联系的事物联想在一起。当第一个将斯坦利诊断为注意障碍的专家对他说出如下一段话时，斯坦利大为震惊："作为孩子，如果你给出了错误答案，那也许是你回答了错误的问题。"斯坦利的大脑是典型的注意障碍患者的大脑，它的思维总是比其他人的更跳跃，但是斯坦利觉得，灵感之光在脑海中明灭的景象是具有误导性的。在他看来，他那革命性的思想不是莫名其妙的灵光乍现，而是有严密逻辑的。"这些想法都是针对事物的有逻辑的解决方案，是我所思考的问题的逻辑性解决办法。"这使他能够"将貌似不相干的事情联系在一起进行研究"。与其他习惯了线性思维的同事相比，斯坦利的思维更加"跳跃"。有人可能会说，他的思维并非局限在盒子里，他对此则表示："盒子是什么？"

伊桑是史蒂文·斯坦利的晚辈，但他也是个很好的例子，他完美体现了一个注意障碍患者超凡的能力和挣扎。尽管患病，他异常强大的意志品质仍令他在充满竞争的环境里取得成功。同时，他的头脑极具创意，他天性执着、高度专注，因此他能将热情和能力全部投入对计算机科学的钻研，这一点是其他普通年轻人做不到的。伊桑五年级时就开始利用麻省理工学院开发的 Scratch 程序进行编程，而几年后，他就开始独立进行编程。在纽约市公立学校建设管理局做暑期实习生期间，他的任务是为管理局的网站做一个移动端版本。他没有移动设备开发和编程的经验，开头的两周，为了推进项目，他全身心地投入研究多种计算机语言。这种密集而复杂的研究工作怎么看都是枯燥的，尽管很不容易，伊桑依然乐此不疲。"我在集中精神这方面完全没有问题。如果做某一项工作时我觉得闷了，那我就转向另一项工作好了，我发现通过自由地组织自己的工作，我可以更长时间地集中精力。我甚至能边吃午餐边工作。这不容易，但是我乐在其中。我也会发牢骚，但是我喜欢这种挑战。我热爱计算机，我的老板对我的工作表现很满意。"伊桑坚信自己能以编程为事业。他觉得他在编程方面独一无二的创造力是他注意障碍思维的一个组成部分。他还创作了不同寻常的精美的计算机图形艺术，这也成了他的一大爱好。当被问及会不会希望自己的注意障碍神奇地消失时，他斩钉截铁地回答:"不,虽然困难重重,但我相信它是我一切原创力的源泉。"

找到能引起注意障碍儿童兴趣的领域可能是确保他们未来人生成功最重要也是唯一重要的途径。多姆是一个在为学习障碍学生开设的独立高中就读的高年级学生,他有思想,也有个人魅力,他钟爱的领域是音乐。[29]多姆在一个单亲家庭长大,家境清贫,而妈妈就是他最大的粉丝。他第一次接触音乐是3岁时,他开始学习小提琴,起初这并没有十分打动他。然而到10岁时,在某种程度上是为了治愈自己焦躁不安和容易走神的毛病,他在参加男孩儿俱乐部的时候发现了鼓。多姆说自己"不是一个容易被取悦的人",俱乐部里的游泳池、桌球和各种运动项目都无法长时间吸引他的注意。于是他溜去了音乐部,在那里遇到他的第一位鼓乐老师。多姆说:"就是它,就是这种感觉!"

尽管多姆时常会因为无法如自己预期的那样快速地学会曲子而感到沮丧,但是对音乐的热情和抱负让他坚持下来。他第一次听到深深感染自己的音乐时,不仅仅是欣赏,还有渴望。在13岁的小小年纪,"我就知道这是我将来要做的事情。爵士乐。就是这个。这种节奏感太美妙了"。一些音乐作品和音乐家"给了我启发,让我知道自己想做的事情是什么,想和谁一起演奏,想创作什么样的作品"。作为一个注意障碍患者,他在追求自己的目标上所表现的自律和专注不容小觑。那种坚定和坚毅与人们对注意力涣散的孩子的刻板印象形成了鲜明对比。

除了有注意障碍,多姆还有阅读障碍。虽然他天生好学,也有很强的求知欲,"但我对上学这件事不太感冒。阅读障碍导致我有阅读困难,这也让我的数学成绩一塌糊涂。这令人尴尬",

但是这些挑战都没有让他气馁。"这只是暂时存在于我身上，是能够克服的缺点。过了这段时期，我会说，这一切都能被扔进垃圾桶了。仅此而已。"由于阅读障碍和注意障碍，读乐谱对他来说更不容易。但是他愿意付出一切去克服这些困难以实现目标。

多姆很难集中精力，而音乐无论从情感上还是艺术上都成了他的一大安慰。特别是它能令他沉静下来。"我在听人说话的时候也会胡思乱想。我会本能地屏蔽他们的话。只有我和我的思绪存在。我容易对事情做过度分析。而唯一不会令我胡思乱想的就是音乐。"多姆的大脑以一种奇妙的方式与音乐产生互动，并且创作出新的乐曲。他不用写下任何音符就能在脑子里作曲。在很长一段时间里，他都没有意识到这是他独特的能力。"我以为事情原本就该是这样的。我会迷失在自己的思绪中，我的思维也会非常生动。我觉得思考就像做梦。"不仅如此，多姆还在通感方面表现出罕有的天分。通感是一种神经现象，是感官上的交叉感知，人们在听到一些东西时能够看到它们的色彩，在极少数情况下，人们甚至能通过味觉感受到。对多姆来说，这些他都能做到。"当我听到一些自己喜爱的美妙声音时，我要么能看到它们的色彩，要么能感知到某种食物的味道，要么能看见某种有味道的色彩或者某种既有味道又有质感的材料，比如帆布。"最近，多姆的鼓乐老师给他演奏了一首融合了印度风格的爵士乐，"我从中品到了柠檬的味道，还看到了黄色"。这些不是他闭上眼睛想象出来的，而是他眼睁睁看见的。

这种体验令多姆非常愉悦，它近乎一种冥想。由于他的大脑差异活跃，这种能让他屏蔽噪声和杂念的时刻弥足珍贵。这种对空白的渴望在他的描述中并不意味着沮丧，而是不再分神。在波士顿的伯克利音乐学院度过的那个夏天里，他时常会钻进练习室，用床单遮住窗户，"我的大脑一片空白，什么都不想。这种感觉好极了。我的思绪很平静，这种情况只会发生在特定的时间里"。而回到家里，这种平静就很难实现了，因为有学业上的压力，还有各方对他的要求。但是当他可以自由地纯粹追求音乐的时候，他就找到了那种平静。

哈洛韦尔表示，谈及有注意障碍的大人和孩子时，"我们作为心理健康方面的专业人士，应该花更多时间去挖掘他们身上的才华。很多来我们这里就医的人只看到了自己的短处，完全想不到自己还有才华。一旦这种才华被发掘，动力就会随之而来"。

注意障碍患者如何健康发展

可以这么说，爱因斯坦的天赋中最重要的因素就是他特别爱做白日梦。有这样一个故事，相对论的种子是有一天他在课堂上无聊至极的时候在心里埋下的，他想象自己驾着一束光到了宇宙的尽头。一个想法跟着一个想法出现，无休无止。而与他天马行空的想象相伴的是他对想象中的事物超常的专注力。1905 年这一年，他就写了 4 篇改变我们对宇宙的概念的论文，与此同时，他还在瑞士专利局辛劳地全职工作着。

白日梦与创造性成果相结合，这一点不仅对天才级的智者，也对我们所有人非常重要。加州大学圣巴巴拉分校的研究人员曾提出一项理论：白日梦与解决复杂问题之间存在直接的联系。[30] 参与此项研究的对象被分成了三组，每组都需要完成一个极具挑战的脑力任务。这项任务完成后，其中一组可以彻底休息，另一组要完成一项简单的无须动脑筋的任务，第三组依然需要完成一项有挑战的任务。做简单任务的第二组和其他两组比起来显示了更高程度的白日梦状态，而这个时候再让这三组回去完成最初的那个具有挑战性的任务时，第二组表现的水平要比其他两组高40%。

19世纪末的心理学家和哲学家威廉·詹姆斯是第一个提出"意识流"概念的学者，他曾一度被认为心不在焉而遭到无视。对此，他的回应是，他在思考问题时"全程在线"。[31] 而且，可以说，心不在焉是见仁见智。在老师看来对手头课业的漫不经心，也许就是对那条通向宇宙尽头光束的聚精会神。就像史蒂文·斯坦利的医生对他所说的，他为一个错误的问题给出了正确的答案。

像爱因斯坦、史蒂文·斯坦利、马里奥·利维奥这样的天才有着顽童的天性，而伊桑和多姆这样的年轻人通过自由掌控创造力受益良多。然而即便如此，还是要指出一个令人沮丧的事实，那就是无论是在校期间还是放学后，恣意的玩耍都被彻底挤出了孩子们的生活。我们面前摆着的无数证据表明，白日梦和自由思维是许多重大发现的源泉，面对这些，我们应该想一想在我们向那些用数字衡量的成就冲刺时，到底失去了什么。

白日梦与创造力之间的关系并不是什么新发现——杰罗姆·L. 辛格第一次发表他关于这二者的直接关联的研究成果是在半个多世纪前，而近几十年来新发表的每一项研究成果都进一步强调，每当我们试图去约束自己的潜意识思维时，我们都在为有意识的思维套上一道枷锁。白日梦的成果不是简单的创造力的一次迸发。相反，最近有大量证据表明，白日梦带来的精神学层面的好处是广博而深远的。[32] 许多企业的 CEO（首席执行官）都说自己是爱做白日梦的人，想到这些，许多研究表明自由思维带来的一大好处是未雨绸缪的能力就不足为奇了。重温记忆，对过往反复思索，这为我们构建美好将来奠定了基础。

创造性工作带给伊桑的快感与竞争激烈的学校环境对学生的期望脱节了，伊桑对此有非常完美的阐释。他曾这样描述自己在暑期实习期间创造性解决问题的经历，"这样的经历在学校不常有。在学校，一切只是作业本和循规蹈矩"。而学校里更具创造性的作业让伊桑更为投入和享受。最近，学校给他布置了一项作业，让他以黄色新闻风格撰写一篇文章，他决定以图解的方式展示他的观点。他还花了好几个小时研读《纽约时报》上相关主题的栏目。他说自己在完成这个项目上"全情投入"。有趣的是，历史并非他喜欢的一门课，但这项作业的创造性和灵活性吸引了他。这再一次说明了一件事的重要性，那就是父母和教育者对注意障碍患者的爱和共同参与能够帮助他们在达成学业目标的同时，找到彰显自身独特天分的途径。

虽然每个人都会走神——或者沉浸于自己的思绪——但是我敢说很少人能取得爱因斯坦或马里奥·利维奥、史蒂文·斯坦利那样的成就。但是还有其他许多可实现的创意、自由思维和天才的模式，可以成为我们及下一代的参考。

我这么说并不是要人们忽略注意障碍的负面影响或者是说它不会带来病痛，无须治疗。即便是智商高、在低年级时成绩好的注意障碍患者，高年级和大学的严苛要求也会对他们的专注力和自我管理能力造成严重的挑战，这会给他们的自尊心带来沉重打击。随着他们的原创性思维增强，患有注意障碍的大人和孩子不经医治则更容易面临滥用药物和婚姻关系紧张的风险。夫妻无法取悦对方，会时常忘记结婚纪念日和约会的时间，由于太过专注于令自己兴奋不已的想法而无法顾及日常琐事，这令他们很难维持亲密关系，而深爱和依赖他们的另一半则会常常感到沮丧和孤独。在没有确诊时，有注意障碍的人总让人觉得自私、无责任感。在我的诊所里，患儿的父母也被确诊注意障碍的事情时有发生。进行正确的诊断，无论对孩子还是对大人来说都是一种解脱，也是他们能坦然应对来自外部和内部长期冲突的一个契机。

但是，治疗并不意味着彻底消除病症。精神健康领域在诊断和治疗精神疾病与精神障碍方面越来越得心应手。然而，随着我们在识别精神疾病和精神障碍方面的能力逐渐增强，新的污名化接踵而至，那就是人们错误地以为我们能够且应该彻底消除大脑差异。

治疗可以减轻注意障碍的不良反应。哌甲酯和阿得拉可以帮助孩子安静地坐回座位、专注于考试，行为疗法也能让患者形成一套行为组织体系，甚至在必要时控制大脑，使之聚焦要完成的任务。但无论是行为疗法还是药物都无法让大脑永久恢复"正常"。而鉴于注意缺陷与原创性有如此紧密的联系，我们并不愿意弥补这种差异。

爱因斯坦讨厌死记硬背，他曾说："想象力远比知识重要。"对于当下这种重视标准化考试的教育制度，爱因斯坦有何感想，我们只能猜测，但是他的另一句话也许能为我们提供一些线索："你如果想让自己的孩子聪明伶俐，那就给他们读童话故事。如果想让他们更加聪明，那就给他们读更多童话故事。"当然，爱因斯坦亲测版的读童话故事是利用一个暑假自学了整门数学课程，因此，我们可以将他的这则建议选择性地进行吸收。然而有一点仍然值得一提，那就是没人逼爱因斯坦学数学。对他来说，解决一道数学难题跟玩儿一样——他一生都保持着顽童的状态。

少年时期的多姆说自己是一个"不容易被取悦"的孩子，然而一旦找到能令他着迷的事情——比如打鼓——"那就认定它了"。虽然注意障碍带给他许多挑战，但是哪怕整齐划一的专注力有很多好处，他也不换。"注意障碍是一种痛苦，但是我不换。因为这就是我。"

第二章 随境转移

第三章

焦虑
做出较大贡献的源泉

常见诊断：广泛性焦虑症、强迫型人格障碍、惊恐障碍、恐惧症

我很早就悟到，这个世界上的人分成两类：

一类人付费让别人倾听他们的难题；

另一类人告诉全世界他们的难题，却有人倒给钱。

——大卫·塞德瑞斯

畅销书作家大卫·塞德瑞斯读二年级的时候，他的父亲带着全家从美国北部地区搬到了北卡罗来纳州的罗利。[1]那是1968年，罗利还是个典型的南部小城。塞德瑞斯每次开口说话，别人都能很明显地听出他不是本地人。他经常被打，在学校和童子军中被称为"北方佬"。雪上加霜的是，塞德瑞斯心里知道他跟其他男孩儿不太一样。他说："你知道，二年级的小孩儿还不知道有个词叫同性恋。"其他男孩儿在扮演自己角色的时候貌似"不费吹灰之力"，而塞德瑞斯却生活得诚惶诚恐，他担心一旦自己同性恋的身份被发现，会令所有人，包括自己的家人失望。"为了表现得像个正常的男孩儿"，他一直活得很焦虑。

也就是那时，塞德瑞斯开始表现出图雷特综合征的初期表征。比如在课堂上，他会不自觉地去舔电灯开关，或者脱下鞋来敲自己的额头。他会使劲转动眼球，故意伤害自己，而这么做在某种程度上令他觉得舒服。他的书《裸体》（Naked）里有一篇散文"抽搐的瘟疫"（"A Plague of Tics"），他在文中描述了自己的一种行为倾向，这种倾向在临床上被称为强迫症。

我们租的房子离学校很近，不超过 637 步，天气好的时候，这段距离我要走上一个小时，走走停停，舔一舔邮箱，或者抚摸每一片引起我注意的树叶和草叶。如果我数错了步数，我就回学校重走一遍……我最渴望回家，然而正是回家成了我的难题。走到 314 步的时候，我会去摸摸那根电线杆，但是走了 15 步以后，我会担心自己摸的地方不对。我会跑回去再摸一次。路过那个邮箱时，我的脑子就再也忘不了它。就算坐在餐桌前吃饭，我强忍着不去想它，念头也会始终萦绕在我心头。别再想它了。但是为时已晚，我很清楚自己应该做些什么。借着去卫生间的托词，我走出大门，回到邮箱那里，不仅是触碰，还打它，我就是要拼命砸这个东西，因为我恨死它了。而我真正憎恨的是我的大脑。它一定有个开关，但是我怎么也找不着。[2]

塞德瑞斯以细腻而痛苦的细节所描述的行为是一种强迫性冲动，是他在面对焦虑和强迫性思维时感受到的无法抗拒的要对此做出应激反应的冲动。对焦虑有这种强迫性反应的人可能会意识到驱使他们产生这种行为的感觉，也可能意识不到，他们更容易认为在某种程度上，这些是例行的保护性行为。有时候，这些行为甚至会令他们从焦虑中解脱。但是，这种短暂的解脱却助推和强化了某种周而复始的循环——焦虑和强迫性思维导致保护性强迫行为，该种行为能缓解情绪，随后焦虑重现。

在整个高中阶段，塞德瑞斯一直表现出焦虑症的症状，这让他痛不欲生。很不幸，但也值得指出的一点是，我们用以形容他的情况的词汇也被用来形容我们面对高压工作状态时的感受。"焦虑"这个词在英语中，是其所有派生词中最被滥用的词。都市生活、高压工作状态、竞争激烈的学术环境，在这些情况下，感到焦虑不仅仅是理所当然的，人们甚至以此为荣。如果你不焦虑，那就说明你工作不够努力。面临 SAT，是希望孩子特别淡定还是紧张忧虑？每当我问家长这个问题时，无论当时是在临床还是在日常生活中，大多数家长都会倾向于后者。高强度的压力表示某人对某事的在乎，也表示他愿意更认真地投入某项工作。

这种看法有一定的道理。与焦虑相关的警觉和担忧水平提高实际上会让孩子更有可能为了考试而学习，而不是把考试搞砸。但是，一旦达到病理学极限，那焦虑就不是动力，而是桎梏了。孩子在考试的时候太紧张，身体僵住了，最后没法儿完成考试。演员过于害怕失败而上不了舞台。还有其他焦虑表现，比如恐惧症、强迫性思维，这些都将严重影响人们的日常生活，像大卫·塞德瑞斯这样的人会觉得自己成了自己大脑的囚徒。这种程度的焦虑一点儿好处都没有，也不能与非病理学上的压力相提并论。莉娜·杜汉姆是 HBO 电视网出品的《都市女孩》的编剧和制作人，该剧的其中一集以她为原型，讲述了她患强迫症的经历。在一段关于这集内容的采访里，杜汉姆回忆了自己患上强迫症的经历。[3] 她说："这就是我一直与之斗争的东西，所以我希望能给这种经历投射一道不一样的光，做一些事情来改变千篇一律的刻板印象。我最不愿意听到的一种说法就是：'我就是喜欢自己的屋子干净整洁，我有强迫症！'但事实上，你没有强迫症，你只是个爱干净整洁的人，而不是邋遢鬼。"

大多数确诊焦虑症的人的家族里也有一人或者多人患有某

种类型的焦虑症。⁴基因肯定是导致焦虑的一个因素，但生物学上的易染病体质并不是一种全有或全无现象。早期生活的压力刺激会增加易染病体质的人患焦虑症的概率，特别是当他们找不到应对压力的有效方法时。正如塞德瑞斯，他的家庭环境较为混乱，并且他担心自己不为人接受的性取向会被发现，这些都是实实在在的压力刺激，它们会增加患焦虑症的概率。

焦虑症会对人体造成严重伤害，而且很多人深受其苦——据统计，有1/3的美国人遭受着这种病痛的折磨——鉴于此，作为一位有经验的医生，我要告诉大家一个令人欣慰的信息，那就是这种病症是最可治疗的疾病之一。很多时候，行为疗法就可以治疗。不仅如此，有一点非常清楚，那就是焦虑症患者身上的某些常见特征，比如机敏、勤奋、注重细节、完美主义及尽善尽美的追求，显然都是有益的品质。尽管一想到自己与人不同，常常令大卫·塞德瑞斯感到痛苦，但对细节的关注入微却是他写作风格的一大标志。像其他大脑障碍一样，问题的关键在于驾驭它们带来的益处，同时规避坏处。

年轻时的塞德瑞斯的强迫性倾向恣意发展、不受控制，但是随着年龄的增长，他学会了关注自己的冲动性格。比如，那些放任自由的欲望转化成了在指定日期和时间打扫房间的铁律，而其实在任何时间打扫房屋都是无所谓的。有事实证明，打扫房屋这件事如果到了极致程度，就会影响某人的社交生活，当然，它确实有好处。多年来，塞德瑞斯的强迫症有所缓解。如今，他用"被驯化了"来形容自己的强迫症，而从某种程度上说，被驯化的强迫症本质上就是自律。这种严格的自律解释了他为什么能在创作这么多成功作品的同时，还能在目不暇接的世界巡演中游刃有余。

能够将神经病学层面上的非理性冲动有效转化为高度自控且有效的能力以完成既定任务，在这方面，大卫·塞德瑞斯可能是一个最典型的例子。不仅如此，他强烈的自控性不仅让他有非凡的专注力，而且令他保持了幽默感。他在芝加哥艺术学院就读期间，发现其他同学在课堂上向教授做作品展示时，表现得好像是独自跟医生聊病情，根本没有意识到班上至少有 20 个同学在听。这些同学对听众熟视无睹，这一情况令他很惊讶。于是，轮到他开始演讲的时候，他认为逗乐全班同学是责无旁贷之事。仅仅感受到整个教室的气氛对他来说还不够，他还需要听到观众的互动，以确保自己掌控着所有人的反馈。

在临床意义上，有些焦虑症患者最终能发挥良好功能，有些却不行，区分这两类患者的因素有很多。症状的严重程度只是其中一个因素。良好的治疗是另一个重要因素。除了这些硬性的因素，还有许多看不见、摸不着的品质，这些品质让某些人将天分、驱动力和可控的焦虑有机结合，从而在面对压力时仍能表现出色。

患有焦虑症意味着什么

我们所说的焦虑症包含很多行为和体验。我们用这个词涵盖了许多含义，从轻微的紧张症状到病理学症状，因此，对某个特定环境的紧张反应与焦虑症之间存在生物学上的本质区别，明白这一点非常重要。

人类与其他所有动物一样，在面对危险的时候都会产生战斗或逃跑反应，并分泌肾上腺素。从生物学意义上说，肾上腺素分泌被称为自主神经放电，会使心跳加快、呼吸加速，还会让人流汗。当身体感知到危险时，这些生理变化就会在其他意识反应出现前最先发生。不假思索地迅速做出反应，这是进化所导致的，也增加了我们的生存概率。只有做出这样的生理反应后，意识信号才会传回大脑。在遇到外来威胁时，我们往往以为先有紧张情绪，身体再体会到紧张感，而事实恰恰相反。

从这个层面上看，恐惧和焦虑好像是一样的。焦虑的人也会有战斗或逃跑反应——在某些情况下，身体也会感到恐惧、焦躁、冒冷汗、瘙痒，这些反应是应对威胁时肾上腺素上升的感受。但是，患焦虑症的人并不是要对眼前的危险做出反应，而是担心可能发生的事情。广泛性焦虑症的明确特征就是，患者总是强迫性地对"假设性状况"表现出担忧。广泛性焦虑症患者会把大多数时间花在强迫性地纠结负面后果和应对策略上。轻微的表现形态是可预防的——学生对考试很担心，于是努力学习，这样的学生比自以为聪明、盲目坚信自己能考好的学生更有可能取得好成绩。但是这个学生如果担心到要彻夜学习，那就有可能影响第二天考试时的发挥了。他甚至有可能彻底蒙了，无法完成考试。

创伤后应激障碍也属于焦虑症的一种，但是它不同于广泛性焦虑症对"假设性状况"不加选择的担忧。创伤后应激障碍所做出的身体和情绪反应是对某个实实在在的事物的恐惧做出的——比如退伍老兵的身体和情绪会继续做出反应，仿佛战争的威胁依然存在。在这种情况下，我们有理由相信，是创伤而非大脑的神经回路造成了焦虑，但是总体看来，只有20%遭受过创伤的成年人会最终患上创伤后应激障碍。女性患上创伤后应激障碍的概率是男性的两倍，创伤的严重程度也是能否导致创伤后应激障碍的影响因素。比如，49% 的强奸受害者会患上创伤后应激障碍。因此，将创伤与创伤后应激障碍直接画等号是一种误导。多数情况下，创伤并不会导致创伤后应激障碍。[5] 一个人会不会在受到创伤后患上创伤后应激障碍有一部分原因是基因决定的，也就是说，若家庭里有成员有此障碍，那其他成员患上创伤后应激障碍的风险更大。另一部分原因是环境因素。[6] 幼年的创伤会显著增加成年遭受创伤后患创伤后应激障碍的风险。一项针对越南战争后患上创伤后应激障碍的退伍老兵的研究显示，这些老兵在童年时期遭受身体虐待的比例（26%）高于没有患上创伤后应激障碍的老兵（7%）。这表明，儿童遭受过情感创伤后，尚未发育健全的大脑神经会发生调整，为他日后生活中面临的恐惧做应激准备。[7] 与许多神经无序一样，基因与环境共同发生了作用。

惊恐障碍和广场恐怖症是两种存在关联的焦虑症。有过一次惊恐发作有可能不会患上惊恐障碍，而有过多次惊恐发作或患有惊恐障碍的人也有可能不会发展为广场恐怖症。然而，对于有焦虑和惊恐发作倾向的人（这两种情况都有遗传因素），惊恐发作本身就是导致恐惧的根源。在惊恐发作的间歇期，对下一次发作的恐惧和担忧会一直缠扰患者。如果这种焦虑严重到一定程度，那受害者就会害怕暴露于任何公共的场合，广场恐怖症就产生了。

恐惧症和社交焦虑障碍也都属于焦虑症，它俩作为一个群体，是焦虑症中最常见的病症。小到害怕蜘蛛——这对人的生活并无大碍，特别是在都市里——大到社交焦虑障碍，会对个人的生活品质产生严重的负面影响。笼统说来，对身处某些社交场合的恐惧泛指一系列觉得会遭到当众贬损或者冷遇的想法。这将导致患者对公众生活产生极端回避和退缩。

从临床角度看，强迫型人格障碍和强迫症是两种不同的诊断。典型的强迫型人格障碍表现在对钱财和日常事务极端的斤斤计较上。简而言之，患有强迫型人格障碍的人试图通过掌控身处的环境来缓解焦虑。这样做有积极的影响——收支平衡、工作勤奋——但是从病理学角度看，这是有害的。想象一下，一对夫妻掌控家庭财政计算到了引起家庭争端的地步，再想象一下一个人工作勤奋到了工作狂的地步。而强迫症则与不断重复行为有关，就像大卫·塞德瑞斯经历的那样。强迫性地检查物品也属于这一范畴。轻微程度的焦虑会让人多次查看钱包或手机，而强迫症患者查看的次数会超出理性范围。

强迫症和强迫型人格障碍有家族遗传性，这表明遗传因子在发生作用，而功能性磁共振成像显示，大脑前部（负责推理）与大脑深部结构（恐惧和焦虑的源头）之间的交流产生了差异。[8]到底是什么导致了脑回路差异，我们尚不得而知。关于强迫症和强迫型人格障碍是否属于焦虑症，医疗界仍有争议。第五版《精神障碍诊断与统计手册》把强迫症从焦虑症类别中删除了，认为它属于冲动控制障碍的一种。但是许多临床专家仍然将强迫症和强迫型人格障碍归于焦虑症的范畴。事实上，对于焦虑症的许多体验，强迫症和强迫型人格障碍也会有，也就是说，焦虑症、强迫症和强迫型人格障碍的患者都会持续遭受紧张焦虑情绪的困扰，难以自拔。

许多人，尤其是儿童，会产生"保护性"情绪来抵御焦虑，比如，有的孩子会念念有词"踩到裂缝，妈妈会伤到背"，于是他们会躲着地上的裂缝走，以此来应对自己对母亲的安全有意无意的担忧——或者这表达了害怕与母亲分离的焦虑。成年人也会做类似的事情：数数，设置自己的"幸运数字"，或者坚持某个在他们看来会产生积极结果的日常习惯。没有焦虑症的人的焦虑情绪会在适当的时候烟消云散，但是患有强迫症和强迫型人格障碍的人的焦虑情绪挥之不去。比如，人们害怕强盗入室抢劫，这种恐惧会引起焦虑，也会导致一个人不断检查门锁，确保锁好了门。这些工作做完了，普通人身上的焦虑感就会减退，而强盗会夺门而入的想法也就理性地随之消散。但是患者的这些想法很难去除。不仅如此，不断检查门锁的行为正向强化了最初的思维逻辑闭环，那就是"强盗会破门而入，我需要检查门锁，而我已经检查过门锁了，所以我安全了。这样的话，我得把门锁再检查一遍，那这样我就更加安全了"。这种行为越是不断重复，安全与检查门锁之间的神经病学关联就越紧密，而这些原始冲动离现实也就越远。事实上，具体紧张焦虑些什么并不重要，形式和内容可以多种多样——有些强迫症和强迫型人格障碍患者会受到细菌和感染的困扰，继而表现为数数和反复检查。

焦虑症是最常见的大脑差异。以 12 个月为限，每 12 个月就会有 20% 左右的成年人患上焦虑症，这中间有 23% 的人可被定性为"严重"。[9] 根据具体的症状和严重程度，无论是心理动力性心理治疗、行为疗法还是药物疗法（抑或是三种疗法的结合）都能对病症有非常积极和快速的疗效。患焦虑症的人同时是极有自我意识的患者。他们对焦虑给自身生活带来的影响有清楚的认识——开始逃避社交场合，因为那里会引发他们的焦虑，或者他们已经不敢坐飞机、过桥，甚至会推掉重要的工作任务，因为他们的完美主义已经演变成对失败的病态恐惧。诊断其他大脑障碍需要临床医生做大量的调查工作，但焦虑症患者通常会说："我在很多时候都感到害怕。我对很多事情都很担心，不仅仅是那些我能控制的东西。"此外，焦虑症患者——包括那些最终确诊强迫症和强迫型人格障碍的患者——会很快说出亲身感受到的焦虑，还会详细描述正在经历的焦躁和不安。

这种高度的自我意识是焦虑症最大的优势核心。焦虑症谱系分类有一个最主要的特征，那就是高度警觉。我们有一个最基本的常识，那就是对潜在的风险更敏感的人也更加善于规避它，这绝不是毫无依据的结论。许多研究都表明，事实上，焦虑症患者能更准确地判断他人的情绪状态、预测后果，甚至能在工作中有更高水准的表现。一项来自剑桥大学的研究发现，有广泛性焦虑症的患者与对照组相比，不仅更能识别威胁性表情，也能更准确地识别幸福的表情。[10] 换句话说，焦虑症患者不仅会对自己担忧的事情留心，还会对所有事情留心。

纽约州立大学针对广泛性焦虑症患者和未患该症的人进行了一项对比研究，发现焦虑症患者的焦虑程度与其智商呈正相关（而未患该症的人群却恰恰相反）。[11] 这意味着对于焦虑症患者来说，积极的担忧并不会影响他们出色的智力表现。不仅如此，焦虑症越严重的患者可能智商越高。与此同时，没有焦虑症的人在积极地担忧时，在心理测试中的表现会较差。[12] 研究人员在分析大脑扫描数据时发现，担忧和智力都会引起脑白质代谢基质的减少。结合语言评估及包括脑成像在内的其他评估手段，研究人员断定，人类的智力与担忧情绪是共同进化的。[13]

从理论上说，一定程度的担忧不仅于健康无害，而且是物种绵延的一种需要。根据成人及儿童焦虑症领域的专家芭芭拉·米尔罗德的理论，焦虑症除了伴随一系列令人困扰的症状，还是"某种选择性的优势"。[14] 也就是说，这是一种并非每个人都能承担的进化优势。米尔罗德说："从群体遗传学角度来说，如果某一群体中有三成都患有焦虑症，那很显然有选择性偏差存在，以确保焦虑症的存续。否则，它早就消亡了。焦虑症依然存在的原因就是，它传递了某种选择性优势。"

不仅如此，可控程度的焦虑能锐化一个人的天赋和能力。在加州大学洛杉矶分校安德森管理学院的 MBA（工商管理硕士）学生中进行的一项研究发现，那些自认为有些神经质的人（描述自己总是感到焦虑和愧疚的人）比自认为性格外向的人在团队协作中更能给人留下积极的印象。[15] 威尔士大学心理学系研究发现，群体中个人能力更强的人，其忧虑倾向与自己在工作中的表现呈正相关。研究人员认为焦虑"是动机认知的重要组成部分，在需要警惕、自律和对危险有基本预判的情景下，它对我们做出有效行为来说至关重要"。

像所有大脑差异一样，焦虑的益处被有效利用的程度与其负面影响被削弱的程度成正比。在焦虑症的倒 U 形曲线的缓坡区，个体表现出典型的驱动型，A 型人格会被焦虑感驱动，以使自己的表现完美，有所成就，并规避失败。即便是症状严重的患者也能通过心理治疗、药物干预及巧妙的权变措施来应对，同时能充分利用焦虑感的积极一面在学业和事业上取得优异的成绩。诚然，严重的、未经医治的焦虑症对身体有害，但是确诊焦虑症绝不意味着被判处无期徒刑。治疗是非常有效的，而且对潜在风险和困难的高度警觉这一突出优点也是不容忽视的事实。

第三章　焦虑

患有广泛性焦虑症的体验

体育明星也许会享受比赛前的那种极度兴奋的感觉，但没有任何一个焦虑症患者会说自己喜欢这种症状。正是那种极度紧张导致的难受的感觉把有严重焦虑症的人们带进了医生的办公室——恐惧当众发作令人尴尬不已（或者更糟糕的，害怕心脏病发作），抑或是无论病患如何努力，都无法阻挡或者哪怕削弱一些不断袭来的担忧，这种感觉让人绝望。焦虑的体验渗透生活的每个部分，它像我们自身的情绪一样无法逃避。

焦虑症患者面临的挑战

在所有的课业里，大卫·塞德瑞斯最讨厌的就是体育。他说："为了逃过体育课，我什么都愿意干，我愿意让自己从楼梯上滚下来，然后祈祷摔断一条腿。我也愿意待在家里装病，或者做任何事情来摆脱走进更衣室，站在运动场或球场上，或干类似事情的焦虑。"许多人成年后回想高中时光时仍会不寒而栗是有原因的。即使对没有焦虑症的人来说，高中也是个雷区。而对大卫·塞德瑞斯来说，那简直就是鲨鱼会出没的水域。"高中时要是有人能告诉我，未来的日子不会如此艰难，那就好了。人生中最艰难的时刻是你 14~18 岁，这一点太不公平。但这却是现实。"

学校的社会属性本身就难应付——青春期的体验也让人难受——加上来自学习成绩的巨大压力出来搅局，难怪如今有这么多青少年抱怨焦虑。在我的临床经验中，有许多孩子只是因为课业负担太重。然而，当焦虑感已经影响孩子享受生活的乐趣时，就不仅仅是课业繁重的问题了。

16岁的西德尼在孩童时期确诊阅读障碍，同时表现出明显的焦虑症症状。[16] 有学习差异的孩子身上同时显现出焦虑实属常见（事实上，这是学习差异存在的第一个迹象）。努力追赶同龄人的过程会产生挫败感，这不难理解。不仅如此，有迹象表明，大脑差异是成对出现的，很不幸，这被称为"共病"。学习差异与其他大脑障碍共病的比例高达62.2%。[17] 原因可能是这些障碍都是遗传性的，由大脑皮质的连接失灵引起。大脑皮质指大脑的表层，由大量折叠的脑灰质组成，主要负责高层次的思考。注意障碍和阅读障碍都是由大脑皮质的神经通路运行差异引起的。尽管科学家们还没有彻底搞清楚每一条通路的功用，但是可以看出，许多学习差异和障碍的通路是重叠的。因此，一旦某一条通路运行失常，它往往会对不止一个大脑活动区域造成影响。

西德尼对焦虑症有明显的生理反应。"我还是小孩儿的时候，每当去上学就会在父亲的车里呕吐。我不会在别人的车里呕吐，只会在他的车里，也只会是上学前。"极度紧张的时候，她还会胃疼。她说焦虑"给我带来的生理反应比心理反应大。我很少会想，天哪，我的大脑真焦虑，反而会觉得，天哪，我要吐了"。在课堂上，她要是感到焦虑，就会觉得皮肤瘙痒难耐，有时候会把自己的小臂挠出血来。

目前，西德尼最大的焦虑在于跟上课业进度。她知道自己比同学做作业要花的时间更长。"我老是觉得无论我什么时候开始，无论我做什么，我永远没有足够的时间完成。"更糟糕的是，和大多数青少年一样，西德尼总是睡眠不足。她希望能尽早上床，但是白天的时间总是不够用。她早上6点起床，去学校需要一个小时。做家庭作业要花好几个小时。她每周还有三天，放学后要去博物馆做兼职。作为一个高中生，这么忙碌、这么辛苦并不少见。像这样超负荷运转的青少年太多了，他们的日程满满当当，工作过度，不堪重负。

根据威尔康奈尔医学院儿童和青少年精神病学科主任约翰·沃尔克普的说法，在评估少年儿童是否患有焦虑症时，其中一个核心问题就是他们所面临的压力是否已经超出他们当下所能承受和所能预期的限度。[18] 比如，某个孩子在一周内要面临好几门功课的期末考试，那他自然会感受到巨大的压力。但是，如果他有能力做好，那这种压力就是可控的。同样，如果这个孩子无法达到预期，那么他将感到排山倒海的压力也就顺理成章了。需要重视的不是孩子的焦虑，而是他的预期。沃尔克普指出，那些说自己面对课业有压力的孩子与面对课业无所适从的孩子是有区别的。"这就是为什么我想讨论的是病理性焦虑。病理性焦虑是眼前状态下无法承受的焦虑。它是一种隐患，随时会被相关的例行事务引爆，比如上学、暴风雨，或者在餐厅点菜。"他说。从某种程度上看，绩效压力能激发人的动力。而那些无法激发动力的东西就变成了挥之不去的焦虑。淹没在日常的例行事务中就是典型的病理性焦虑。焦虑是一种有高度生理唤醒能力的负面情绪，而兴奋是一种有同样高度的生理唤醒能力的正面情绪。你的身体感受是一样的，但是你的内心感受不一样。这就是为什么有时候很难区分到底是兴奋还是焦虑，有时候兴奋的感觉很像焦虑，而且如果你开始往坏处想，那兴奋就会变成焦虑。比如某人要去约会或者参加聚会，他觉得此行可能会有不好的结果或者会令他不安，那赴约的兴奋就会变成焦虑。

看见不同

青少年在日常生活中会因很多事情既感到兴奋又感到焦虑。同时，高中生的父母也承受着巨大的压力，而这将在父母与孩子之间产生互动的恶性循环。高二和高三就好像是一触即发的最后时刻，父母将见证自己孩子胜券在握地踏入世界、安身立命，此刻，随着父母的身份从养育者转变为大教官，两代人之间也容易产生摩擦。父母认为，为孩子打造一份漂亮的大学履历是自己的责任，因此，他们不像小学和中学时鼓励孩子们多休息，而是逼他们更加努力学习、更加勤奋做事。我们作为家长会向孩子灌输这样的思想：不仅要学习成绩优异，上个好大学，还要参加丰富的课外活动，要为了在其他大学申请者中脱颖而出另辟蹊径。

这会使家长与孩子之间形成某种诡异的紧张关系。约翰·沃尔克普指出，经过有效治疗，患焦虑症的少年会在学业方面逐渐放松。他说，到那个时候，他们会轻松地说："听着，我不再害怕失败。我希望能努力学习、有所作为，但是我不愿意变得几近疯狂。我喜欢现在的感受，我的身体又舒服了，晚上也能睡得安稳了。"但是，奇怪的事情发生了。"父母会发现孩子的成绩从全 A 变成了四个 A 和两个 B。于是他们会纳闷：'我的孩子怎么了？他以前可是全 A 啊。'"对此，沃尔克普回应说："因为他开始嗅闻玫瑰的馨香了。"[19]

外行可能会把焦虑形容为情绪过激，但事实上，焦虑的体验是，人除了感受到焦虑，其他所有情绪几乎都感受不到，像被阻截了一般。记者大卫·亚当曾在他的回忆录《停不下来的人》里剖析了自己患强迫症的体验："我常说强迫症在某种程度上夺走了我所有的情绪体验。跟其他人不同，所有在我身上本应该引起情绪反应的事情，比如我本应感到忧伤、忧虑和气愤，我都无动于衷，因为我已经自顾不暇了。同样，很多能带给他人欢乐的事情，我也感受不到。可笑的是，我身边所有人都说我太闲散了，对什么事都怀着平常心。当然，他们不知道，我极度焦虑。我想，当你在意对你来说十分重要的事情到一定程度的时候，其他一切都无关紧要了。"[20]

据大卫·亚当描述，他小时候并不是个焦虑的孩子，但是当强迫症袭来时，就好像在他脑子里打开了一个开关。大学里，朋友无心的一句话，说他可能因一次性行为感染艾滋病，深深地印刻在亚当的心头，成为他挥之不去的恐惧。他无论做多少次结果为阴性的血液测试都无法安心，还是毫无缘由地担心感染艾滋病。尽管作为一名受过高等教育的科学作家，他知道他的恐惧没有事实依据，但这种恐惧无处不在，令他丧失了理性。尽管如此，他还是成功地将这种强迫性心理隐藏了近20年。直到他的强迫症开始影响女儿的生活，他才最终寻求医生的治疗。在他这一病例中，抗抑郁药被证明是有效的。

大卫·亚当的故事展现了焦虑症体验的一个非常有趣的方面，那就是当焦虑症患者高度敏感、高度警觉时，他也会高度执迷。任何形式的执迷，顾名思义，都会占据人的注意力。到了某种极端状态，焦虑和执迷就会导致人的视野与世界观变得狭窄。焦虑和执迷主宰了人的情绪，把其他所有情绪抛在一边。没有什么比焦虑症更紧迫，也没有什么比缓解焦虑症更让人渴望的了。在寻求治疗之前，焦虑症患者缓解心中恐惧的唯一路径就是彻底避开那些第一时间带给他们恐惧感受的诱因。

权变措施

2004 年，美国广播公司主持人丹·哈里斯在《早安美国》的一场电视直播中公众惊恐发作，很多人目睹了这一切。[21] 他曾经在危险的战区做报道，但是从来没有像那一刻一样彻底失控。这次意外令他重新审视了自己的人生。事后，他第一时间寻求了专业人士的帮助，了解了恐惧症发作的起因，并寻找避免再次发作的方法（尽管无可避免）。值得肯定的是，他向医生坦陈，大量战地报道的经历令他身心交瘁，所以他回家后就有了周末吸食毒品的习惯。医生告诉他，毒品对他本来就紧张的大脑的作用是，使体内的肾上腺素水平上升，从而导致了强烈的战斗或逃跑反应。

哈里斯成长于一个"崇尚忧患"的家庭，"我父亲常说，'安全感的代价就是不安全'。后来我才知道这句话并非他的座右铭，是他专门为了我这个总是忧心忡忡的儿子能好受些，专门造的一句话"。然而，哈里斯并不是家里唯一一个喜欢忧心的人，他父亲"走路会计步，喜欢搓手"。哈里斯 9 岁的时候，"一想到会爆发核战争就极度崩溃"。他的恐惧实在太严重，于是他父母让他参加了一项由哈佛大学的威廉·比尔兹利主导的划时代的研究，它对核战争威胁给儿童造成的情绪影响进行了深入的研究。

尽管哈里斯身上超出常人的焦虑令他多年饱受屈辱和痛苦，但他觉得这种高度警惕性成了自己的一种"优势"，"我相信一定程度的压力、努力、计划与策划是成功的必要因素。无论在事业、家庭、志愿者工作还是艺术领域——任何人类活动——一定程度的担忧确实是重要的"。但是，如果哈里斯没能克服和应对焦虑症所带来的挑战，他就不会得出这样的结论。对他来说，冥想让一切都不同了。"我们常常会让自己的遭遇更加糟糕——比本应出现的情况更糟——而正念能做的就是帮我将'建设性的痛苦'与'无用的沉思'区分清楚。这样做,我获得的就是良性的战略性的忧患意识,减少的是无用的忧虑,这种无用的忧虑只会限制我的思维,令我紧张,变得缺乏创造力、狭隘、不够友好,更难相处。"

除了冥想,哈里斯还听从医生的建议,好好照顾自己。他吃得好、睡得香,经常锻炼,这些都为他应对压力提供了深厚的储备。"我要做的另一件事就是充分准备。我表现最好的时候,是对我要报道的新闻做尽可能充分的了解的时候,即使我用不到这些信息,我也会……感觉更加自信。"得益于这些准备,他在做报道时就不会被忧虑占据,而是能全神贯注于现场。"我能意识到真实发生的事情,并在事情发生时做出反应,而不是因我想象中可能发生的事情而害怕和分心。"

尽管如此,哈里斯强调,准备工作也必须适可而止:到了一个时刻,你就必须相信自己能够在压力下进行报道。他感谢他的冥想老师约瑟夫·戈尔茨坦为他提供了最有用的准则:"当你第17次担心错过航班的可怕后果时,你也许可以问问自己'这有用吗'。对于我们这些崇尚焦虑和担忧的人来说,这是一个很好的纠正方法。是的,前16次,你会为担心错过航班制订B计划和C计划,这些是有用的,但是,到第17次,你最好还是去考虑些别的事吧。"

高中生西德尼发现,更好地控制自己的时间能极大地缓解她的焦虑感。她的母亲允许她和朋友们有更多自由相处的时间,并放宽了宵禁,这让西德尼感到不那么受约束。此外,她会确保自己能做真正喜欢的事情。虽然这并没有让她的日程安排变得宽松,但确实带给她很多乐趣。她一度想要辞掉博物馆的工作，因为她太担心没有时间做功课了。但是，"说实话，这是一份令我十分开心的工作。所以，它值得做。我发现我越快乐，情况就会变得越好，哪怕事情带给我很大压力"。

西德尼刚上高中时经历了一段焦虑的黑暗时期，但在某种程度上，她的态度也发生了转变。"我变得更自省了。我明白，如果想要快乐，我就必须努力成为我想成为的人，而不是找诸多借口或一味拖延。然后我意识到，我不能老和那些会让我做出糟糕决定或者给我带来负面影响的人在一起。"

西德尼的母亲丽莎帮助西德尼应对了她的焦虑。[22] 有时她会积极地提供帮助，而有时，她知道该退一步，不要给女儿施加压力。当西德尼对一项任务过于焦虑或缺乏耐心时，"我会告诉她暂时不要去做这件事。我让她暂时抽离，因为如果她不能马上做到这件事，她就会非常沮丧"。丽莎还请求大学的校董会允许西德尼在一个单独的房间里参加入学考试。"她考试时会非常焦虑——疯狂的焦虑。我认为是考试中不断把自己与其他学生进行比较加剧了她的恐惧。她会想：'他们做完了吗？我的天啊。他们做得飞快！'"

丽莎也在学习什么时候让女儿与人交流，什么时候让她一个人待着。西德尼不喜欢在餐桌上讨论引发焦虑的话题，这是可以理解的。"西德尼对我说：'我不想在餐桌上听到人们谈论大学或学校。'"然后，她给丽莎列了一张清单，上面都是一些让她感到有压力的话题，她不希望谈及。丽莎说："那我能说些什么呢？没什么好谈的了。"虽然父母试图与孩子建立关系可能是很有挑战的事，但对西德尼和她的母亲来说，这是一个积极的进展。正如丽莎所说："她知道自己的爆发点在哪儿。"

目前，针对焦虑，西德尼接受的仅有的治疗是针灸和服用草药补充剂。丽莎发现这些补充剂对她自己的急性焦虑有所帮助，她注意到西德尼的情况也有所改善。"我的意思不是说 100% 地好转了，但我确实看到她的紧张感得到了一定程度的缓解。"西德尼的胃病已经大大好转了。

大卫·塞德瑞斯已经在摆脱有问题的强迫性思维和有效地集中注意力之间找到了正确的平衡。虽然作为一名作家，沉思和琢磨对他是有帮助的，但"有时太执着于自己的想法也不好"。他发现自己常常会想起过去了很久的事情，"希望我当时能不那么做，希望我说了正确的话，或者希望我说出了心里的想法，而不是试图隐瞒它，让它看起来并没有真正困扰我，或者看起来没什么大不了的"。但这种强迫性思维"对我没有任何好处，实际上让我很痛苦"。为了避免强迫性思维，塞德瑞斯喜欢用播客和有声书来娱乐自己。"它们可以让你免受强迫性思维的干扰，不去回想那些无数次萦绕于心的想法。如果有声书的内容不好，那么我的强迫症思维就会占上风，我会一边走一边想：哦，我有 20 分钟没听书了，因为我一直在想 25 年前发生的事情。'"

值得注意的是，塞德瑞斯的强迫性思维在他感到无聊的时候表现得最为明显——"如果我在做家务、洗碗或游泳。"游泳尤其能激发强迫性思维，"就没有什么可以听的。"游泳时，塞德瑞斯会痴迷地思虑过去的恋情，尤其是那段经历了多次分手及和好的恋情。"其他人不会像我那样痴迷。其他人分手以后，可以跟朋友出去玩、看电影、吃饭，不会时时刻刻想着分手这件事。他们不会一起床就琢磨。有一类人会这么做，我就是这类人——你实在不愿意和他扯上关系的人。"

对于塞德瑞斯来说，权变措施永远是把注意力集中在别的事情上。写作是格外能让他摆脱执念的一种方式。"这个世界纷乱无章。"然而，在写作中，他可以"尽在掌握"，"让一切井然有序，或者让事物足够微观，以便你能理解。每天早晨，我会坐下来写日记，这就是我做的事情——让我的世界井然有序。在我写作之前，任何事情对我都没有意义。写作让我有了看待世界的正确视角"。

焦虑症大脑的天赋

尽管大卫·塞德瑞斯的过度警觉和强迫性思维经常给他带来痛苦，但这也为他的写作提供了几乎无穷无尽的素材。塞德瑞斯发现了一个有趣的现象，那就是其他人不会想起在某个特定时间点占据他们思维的微小细节。比如，当他问他的男朋友休，画画时在想什么，"他从来没有回答过我。然而，如果有人问我同样的问题，我可以给出非常详细的回答"。

这种对他人忽略的细节的关注——无论是他们自己思维过程的细节，还是周遭环境的细节——是焦虑症患者的特征。把对细节的执着关注运用到积极方面的最著名的例子之一，也许就是查尔斯·达尔文。[23] 虽然对一个历史人物进行诊断很冒险，但大量的历史和传记证据表明，达尔文有焦虑症倾向。据报道，达尔文家族的其他人也患有焦虑症，达尔文自己有血液恐惧症，这导致他拒绝涉足医学领域（没有继承他的祖父和父亲的衣钵）。

达尔文在考虑登上"小猎犬号"开始他的首次航行时，遭受了第一次惊恐发作。原因很可能是他对长时间离开家人而产生的急性分离焦虑。达尔文对被抛弃极度恐惧，因为他在 8 岁时失去了母亲，同时悲伤过度的父亲也差点儿离开他。他曾描述自己会感到恐惧，忍受着皮疹和胃部的不适。他在一生中还经历了其他类似的焦虑发作，尤其是在失去了什么的情况下。每当要背负新的责任，比如结婚、生子，以及他构建的理论与大多数人的宗教信仰对立和背道而驰而产生道德冲突时，他的焦虑也会翻腾汹涌。[24]

达尔文的身体不适本质上是典型的由心理压力引起的心身疾病——胃痛、恶心、气胀和皮疹。有趣的是，他的研究领域之一是脸红的本质。他指出，只有人类才会脸红，女性比男性更容易脸红，而婴儿根本不会脸红，并假设脸红有遗传成分。人们想知道，他对这一主题的痴迷是否同样出于个人原因。无论如何，很明显，他所描述的非常麻烦甚至令人尴尬的身体疾病使他在离家时感到十分焦虑，最终导致他根本不想离开家。一个坚定地认为自己已被虚弱的身体撕裂的人正在探索自然界适者生存的概念，想到这一点真是令人感伤。他经常思考为什么大自然会如此残酷。[25]

然而，在达尔文人生的时间表上，还有一条积极向上、成就卓著的平行轨迹。孩提时代，他以异乎寻常的细致收集动物壳、鸟蛋和矿石，这些行为都是他在"小猎犬号"上痴迷、反复、细致地进行物种收集的先兆。成年后的达尔文是一个细致入微的观察者，他能注意到别人以前看不见的变化和环境适应的情况。此外，他会大量阅读，也笔耕不辍，以一种强烈的、完美主义的方式反复修改自己的作品，以让他和革命性的理论尽善尽美。

大卫·塞德瑞斯也将他的完美主义和控制欲融入自己的写作。

小时候，他会不由自主地舔灯泡。青年时期，他必须在特定的日子、特定的时间打扫房间。他开始写作和从事艺术创作后，给自己安排了一份同样具有强迫性的时间表，这对他很有好处。"所有事情——每一件事，都有它的时间表。因此，写作也有它的时间表，或者我在创作视觉艺术作品的时候也要按照时间表来执行，这就是我。我再也不用强迫自己坐在办公桌前，早上起来直接就开始工作。我不需要每天早上强迫自己做 500 个仰卧起坐，我只管工作。"

塞德瑞斯的勤奋和执着不仅有益于他作品的数量，而且对质量起了积极的作用。他 27 岁才回到大学，以完成自己的学业，结果发现自己和一群 18 岁的孩子一起上写作课。他环顾教室，惊讶地发现其他学生都如此放松。他们总是在截稿前一晚才开始落笔。"我记得那时我常常想，难道你们不用写十七八遍吗？你们怎么这样？我的意思是，我很早就想清楚了一个道理，那就是，你要从一开始明白，初稿就是初稿，它不能让人看，因为它根本不值得一看。"

塞德瑞斯成功的另一个秘诀就是坚定的决心。"我相信没有人比我更想成为作家。这是我唯一的梦想。初中和高中时，我常常会步行或者骑车逛上好几个钟头，心里想着，到了某个地方会碰到某个人对我说：'稍等，你是不是……？'或者有人来找我给书签名。我一生都在为这一刻准备着。"

塞德瑞斯承认他渴望成功的一个重要激励因素是他希望证明给否定他的人看，特别是他的父亲，他父亲一直以泼冷水的方式让他向现实妥协。"我不想用任何人换我父亲。我很感激能有这样一位父亲，对我来说，他存在的意义就是让我一生跟他作对。

但凡他给出一条建议，我只要反着做就对了。在我的成长过程中，他说过成千上万次：'你知道自己是什么吗？你就是一个大零蛋。'他一遍一遍地说。'你碰过的东西都会变成废物。'而我心想：'我会做给你看。'"

不久前，塞德瑞斯与父亲谈起了后者想在当地的一所希腊教堂里建立一支大学基金，他希望塞德瑞斯能进行捐助。说到为什么他想建立这笔奖学金的时候，塞德瑞斯的父亲解释道："我死以后，我的名字也将随我消亡。"对此，塞德瑞斯却说："那是你的想法，而我的名字已经印在了成千上万本书上。"

能说出这样的话让塞德瑞斯感觉好极了。更好的是，他知道"自己已经树立鲜明的个人形象，这点值得庆祝。他不用隐藏，不用欺骗，不用把自己套进别人想法的模子。我记得刚开始做广播节目时，我父亲说：'你为什么要说这些？'十有八九，他说的是：'你干吗非得提"男朋友"这个词？'或者，他很尴尬，因为我曾经提到给公寓做清洁的事情，他不想让朋友们知道这是我的工作。而我记得我当时的想法是：奏效了，我在做我自己。我没有隐瞒任何事情，我就是我自己，而大家喜欢这样"。

指出任何大脑差异的积极因素——这样做可以最大限度地减少消极症状带来的痛苦和煎熬——存在内在的风险。而对于焦虑症，看到它的积极面尤其困难。人们并不能通过脑部扫描肉眼看到那个将才华或敏锐度与焦虑体验联系在一起的确切位置。另外，与所有难以治疗的化学紊乱一样，未检查出的症状可以完全吞噬一个人的存在。大卫·亚当多年来一直因非常害怕感染艾滋病毒而饱受折磨，他很难看到强迫症与他拥有的任何特殊强项之间存在直接关联。事实上，他说，在他脑中的那个开关被打开前，他一直认为自己相当冷静稳重。然而，即使是他也已经发现其中的好处，"如果你称之为好处，那就是我喜欢做一些能让我头脑中的喋喋不休安静下来的事情。其中一个就是公开演讲。很多人站在公共场合都会感到紧张，而我真的很享受，因为我必须全神贯注于我正在做的事情，而那些关于艾滋病的讨厌想法在这时就不会干扰我了"。

不仅如此，亚当还说："我现在不会让自己有感到可悲的理由，因为我知道这些想法会占据我的内心。"

焦虑症患者如何健康发展

焦虑症状十分严重时，还有闲情去考虑自己的优势在哪里是一件奢侈的事情。事实上，即便仅仅经历过温和的恐惧症状和孤立的惊恐发作的人都知道，在那一刻，不可能有其他想法。恐惧会结束，患者可以应用一些理性的思维过程来结束焦虑，但这些想法根本无法被推算。因此，患有焦虑症的人要想确保有更好、更充实、更有成效的生活，第一步就是寻求治疗。

根据芭芭拉·米尔罗德的说法，焦虑症患者从患病到真正寻求治疗的时间跨度平均是十年。考虑到焦虑的普遍程度，这段时间实在太长了。然而，说一个人有压力与说一个人的压力无法控制之间存在很大的差异，对于前者，事实上，如果我们努力工作，都会面临压力，而后者感觉就是失败了。这太不幸了，因为焦虑症是完全可以治疗的。

有的说法是，要缓解疾病症状，就必须借助药物，事实恰恰相反，在大多数情况下，仅凭认知行为疗法就可以带来转变。发表在《咨询心理学与临床心理学杂志》上的一篇针对 56 项有效性研究的荟萃分析发现，治疗前后的对比测试结果差距很大，并且呈正向反应。[26] 这就是为什么我强烈建议在寻求处方药物治疗之前，患者至少应该尝试 8 次认知行为疗法。认知行为疗法是一种结构性疗法，治疗师会通过该疗法循序渐进地、反复地将患者暴露于他惧怕的场景和事物前，从而消除有条件的恐惧（及其相关的反应）。而针对恐惧症的药物治疗——例如，让害怕飞行的人服食镇静剂——只是等于简单地在问题上盖上一条毯子，掩盖了问题，但不会让它消失。认知行为疗法会与大脑的可塑性协同工作，真正切断压力源与个体情绪反应之间的联系。也就是说，那些患有强迫症（该症可能具有生物学因素）的人通常需要结合药物（这类药物的典型代表是 5-羟色胺选择性重摄取抑制剂）和认知行为疗法治疗。

多项研究表明，有氧运动对减压具有真实且可测量的积极影响——不仅可以保护身体免受压力的有害影响，还能促进身体和情绪对压力的抵抗力。[27] 其他自助措施，如冥想和充足的睡眠也显示具有积极的影响。也有一些临床证据显示，虽然情况好坏参半，但针灸确实有好处。[28] 事实上，由于焦虑能引发战斗或逃跑反应，所以任何能自然放松身体的手段都是有益的。对于那些难以达到冥想状态的人（对于那些有强迫性思维模式的人来说，达到冥想状态并不容易），肌肉放松也是有益的。只需躺下，然后逐一收紧和放松每一个肌群。

有一些精神练习也可以帮助缓解症状。虽然处于强迫性思维阵痛中的人（例如检查前门有没有锁好）老感觉这种冲动永远不会过去，但事实上，大多数强迫性行为都不会持久。认知行为疗法最有效的形式之一就是指导患者在 15 分钟内不要去做他们非要做的事情。重复这样的疗法就可以打破魔法思维（让人相信只要自己这样做，灾难就不会发生的想法）的循环。患有考试焦虑的学生同样可以打破那种消极模式，他可以在恐惧袭来的时候提醒自己永远不可能对通过考试有十足的把握。这种自我对话是为了让人学会容忍焦虑，而不是说服自己，只要学习达到了一定的量就能彻底消除考试不及格的风险。

西德尼的母亲丽莎发现，当她不去试图帮助女儿解决问题，而只是简单地倾听时，女儿的反应会更加积极。（这一点对于任何父母或夫妻来说都是一个很好的建议。）西德尼会对她的母亲说："'我只是想告诉你这件事，我不需要你的意见。'而我会说：'好吧。这很难做到，但是我答应你。'"从临床角度来看，西德尼和她的母亲找到了问题的症结。约翰·沃尔克普指出，许多受到父母高度保护的年轻人往往会在进入大学时遭受第一次严重焦虑的沉痛打击。当然，第一次独自离家对任何人来说都是紧张的，但有些孩子会比其他人应对得更好，区别往往就在于他们在情绪上有没有做好应对焦虑的准备。我们是通过实践来学习的，如果每次焦虑都能得到及时缓解或药物治疗，那青少年就永远不会有机会养成抗压的能力。

适当的焦虑可以激励我们采取行动，让我们有财务偿付能力，甚至让我们坚持每年去体检。盲目地相信一切都会好的，这种想法令人愉快，但并不现实——不适合我们，也不适合我们的孩子。正如芭芭拉·米尔罗德所指出的那样，你是不是宁愿让孩子在开车时有健康程度内允许的焦虑，而不是对风险毫无顾忌？

第三章　焦虑

诀窍就在于在表盘上找到那个精准的刻度，让我们保持警觉，不至于在面临危险时无所适从。

丹·哈里斯说："这就像滴定，我要经常微调它，因为我容易把事情搞砸。"近期的一次经历让他深刻感受到了这一点。2014 年一名枪手袭击了加拿大议会后，哈里斯被派往多伦多报道此事。"在通常情况下，有突发新闻发生，我就会进入高度警戒状态。"但这一次，他没有。"我一直在安抚自己，让自己镇定。我不断跟自己说——我已经进步了。于是，我到了那里，对新闻进行了报道。之后，我收到了老板本·舍伍德给我的一张纸条，我在自己的书里对他有重点描写，他就是那个最喜欢教训我的人。纸条的大意是：'你知道吗？你今晚的表现乏善可陈。你的状态并没有抓住故事的紧迫性。'他完全正确。于是第二天，我把状态调整好了。我的意思是，我并不像以前那样不在状态了。"他挖掘了所有的报道角度，确保其他竞争对手不会拥有美国广播公司新闻节目（他供职的机构）所不曾掌握的资讯，但只限于"我认为有价值的范围"。"我们手里有很多很棒的资料，报道中保持了恰当的紧张感，整个做法都对了。我在任何人眼里都不是个掉链子的人，我没有让自己显得很悲催。所以，我不是在这儿告诉你我有多完美。我不断地在学习，也不断地在失败。"

在备受推崇的书《我的焦虑岁月》中，曾长期从事记者和杂志编辑工作的作者斯科特·施托塞尔写道：

> 即使我的焦虑症无法完全康复，我也相信它有可取的价值……我的焦虑症有时候无法忍受，这经常让我痛苦不堪。但或许，它也是一种天分，或者至少是硬币的另一面，我在把它

花出去之前要三思。或许我的焦虑症与我应该拥有的某种道德观有关联。更重要的是，这种有时令我担心到发疯的焦虑想象，能让我为不可预见的状况或意想不到的后果做有效的筹谋，对于这一点，警惕性低的人可能做不到。与我的焦虑表现相关的快速社交判断也有助于我快速评估状况，管理人际关系并化解冲突。[29]

施托塞尔对自己天赋的评价直接反映了焦虑症患者对痛苦与自满之间最佳平衡点的不断追寻。我们都会偶尔担心，如果我们对自己或对孩子稍有一点点不追求完美主义，那么平庸肯定会随之而来。同样地，我们也会担心，与焦虑症的斗争意味着我们根本无法破解它，就像查尔斯·达尔文理论中那个不适应环境的生物，我们天生无法在这个世界上生存。事实上，情况正好相反：担忧、过度警觉和完美主义，这些品质是我们做出最大贡献的源泉。

第四章

忧郁
掌握克服挑战的能力

常见诊断：抑郁症、心境恶劣、烦躁

如果你驱逐了猛龙，也就驱逐了英雄。

——安德鲁·所罗门

当彼得·兰扎——桑迪·胡克小学枪击案的凶手亚当·兰扎的父亲——最终做好准备披露自己的故事时，他找到了自己唯一信赖的那个人：安德鲁·所罗门。[1] 所罗门是一位备受尊敬的作家和记者，但当时还有许多其他记者也可以报道兰扎的故事。当然，主流电视网络还会为独家采访权不惜下血本。然而，在所罗门的作品中，尤其是那本美国国家书评人协会奖获奖作品《背离亲缘》中，他多次展示了一种能赢得受访者信任的非凡技巧。所罗门认为，他在自己的生活中所经历的巨大的心理痛苦使他对遭受苦难的其他人产生了独特的同情心。

　　如今，安德鲁·所罗门已经幸福地结婚生子。作为一名作家，他的事业非常成功。然而，他始终觉得他可能会失去一切。所罗门的一生都遭受抑郁症之苦。他一直担心自己可能陷入严重的临床抑郁症而无法工作或维持重要的人际关系，或者可能像他的父母那样英年早逝。对于所罗门来说，这就像一颗定时炸弹。

他第一次经历严重的抑郁症是在 27 岁，恰逢他的母亲去世。现在他可以回想起早在青春期就出现的抑郁症征兆。"我的症状还没有严重到彻底丧失机能。但这也没什么了不起的。症状可以追溯到很久之前。"他笔耕不辍，并且一直都想成为一名作家。除了在抑郁症最严重的时候，其他时间"即使我感到抑郁，也会照常写作。它是我走出抑郁的一种方式，让我觉得自己至少还活着。因此，当我感到沮丧时，写作有一种救赎的功能，而当我康健时，写作又是一种欢庆"。

他没有让潜在的厄运成为桎梏，反而将其当成创造力的源泉。事实上，他觉得必须身处黑暗的地方才能准确地描写绝望。"如果你驱逐了猛龙，也就驱逐了英雄。我有时觉得抑郁症的经历让我备受煎熬，这种煎熬也影响了我的写作。它让我有可能对经历类似煎熬和困难的人感同身受。它一直是我生活叙事的核心，我写的每一件事中都有自己生活的大量影子。我觉得是与抑郁症紧密相连的创造性帮助我度过那些艰难日子的。"

所罗门坚信他一生中所经历的痛苦与他作家和记者的职业密不可分。"我认为，我的抑郁症有建设性的一面，我的同性恋身份，以及它在童年时期带给我的所有苦难，都有建设性的一面。这些经历都让我对自己笔下的人物所遭受的苦难感同身受。我想，人们能对我敞开心扉，也是因为我能理解他们。我最好的作品都在描述（在生活中遭受苦难时）那种极致的黑暗与救赎。而我认为我自己的生活也处于从黑暗到救赎，再从救赎到黑暗的循环中。"

忧郁意味着什么

我们中的一些人比其他人更忧郁。忧郁的人眼中的世界是更黑暗的，他们会比乐观的人更容易看到事物的消极面或预测到某种行为可能带来的负面结果。有时这是性格问题，有时这是养育方式和环境导致的。而在大多数情况下，这是一系列因素综合影响的结果。当忧郁的倾向加深，极度悲伤情绪周期性发作，已经影响生活质量时，我们称之为临床抑郁症。临床抑郁症包含多种多样的体验——从严重的自杀性抑郁症到一种被称为心境恶劣的状况，这是一种较温和的慢性抑郁症；再到烦躁，这种状况指的不是某个单一的症状，而是一组症状，对其更确切的描述应为极度的焦躁和不安，并伴随着临床抑郁症和双相障碍。

患有心境恶劣的患者往往会经历低沉甚至绝望的情绪循环，但不会完全丧失人体机能。即便生产能力或生活质量下降，他们也总能挺过去，而最严重的临床抑郁症可能导致人体机能丧失。这种人体机能的丧失是抑郁症的典型状况：卧床不起，窗帘紧闭，无法穿衣。但是，抑郁症并不总是那么明显。事实上，在男性中，它通常表现为愤怒和极度易怒。[2] 在美国，每年有 6.7% 的成年人和 10.7% 的 12~17 岁的少年患上重性抑郁症（MDD）。它实际上是导致 15~44 岁人群残疾的主要原因。[3] 发病年龄的中位数是刚过 32 岁，但人在任何年龄段都有可能患上抑郁症。[4] 标准的治疗方法包括形式多样的心理治疗、药物治疗，以及若干种脑电刺激。

对抑郁症的刻板印象是，它几乎是悲观主义的代名词，或者是一种只往最坏处想的病态倾向。它被视为一种非理性的消极。然而，事实恰恰相反。在《行为治疗和实验精神病学杂志》上发表的一项研究中，研究人员发现，事实上，有轻度抑郁和烦躁的人比没有抑郁症的人更能准确地评估自己的能力。[5] 因此，并不是轻度抑郁者非理性地缺乏自信心，而是不抑郁的人非理性地过于自信。

约书亚·沃尔夫·申克在他的书《林肯的忧郁》中描述的情景，如今堪称"抑郁现实主义"的经典案例。[6] 申克提出了这样的理论：正是由于林肯总是对最糟糕的结果有所预期才使他能带领国家度过内战的艰难时期。同样的理论也适用于温斯顿·丘吉尔，他一生都在与被他称作"黑狗"的抑郁症做斗争，而他对纳粹造成的威胁的认识远比与他同时代的那些乐观人士更加清晰。一生都遭受抑郁症折磨的居里夫人不仅将投身工作当成逃避忧伤情绪的手段，还抽丝剥茧地发掘了一些科学研究的线索，而这些研究早被其他科学家视作劳而无功而舍弃了。[7] 她谦逊平和、着装简朴，不求回报，而她关于 X 射线的前沿性研究无疑将自己置于危险境地，但是，她最终取得了巨大的成就并挽救了无数的生命。有人会承受常人无法承受的绝望感，但我们都曾从他们那里深受裨益，林肯、丘吉尔和居里夫人就是这些人中最杰出的代表。

抑郁症的临床研究显示出一种反复出现的模式规律：轻微到中度的抑郁症患者，尤其是伴有高于平均水平智商的，都具备同理心、洞察力，甚至创造力这样的天赋。安德鲁·所罗门指出，对于他自己而言："我能对他人的处境感同身受，深刻了解他人承受的痛苦，抑郁症是其中一个原因，这非常可贵。我和许多患有抑郁症的人交谈过，他们尚未获益于这种经历。而我感到自己很幸运，能拥有这种能力，并且能够在这种经历之上构建有意义的事情。"所罗门指出了一个重要的区别，即抑郁症的任何益处与个人将其用作创造或情感的养分的能力，这二者相生相伴。抑郁症本身并不能使所罗门成为作家，他的抑郁症伴随着突出的智力天赋及有效利用抑郁症的能力。

所罗门还指出，当他处于极度绝望的境地时是无法创作的，他的这种体验在临床研究中得到了证实。一旦抑郁达到极端水平，患者就无法真实地看待自己，机体无法正常运转，更不用说进行创作和生产了。好消息是，一旦得到适当的诊断，抑郁症对治疗的反馈就会非常积极。此外，适当的治疗可以防止抑郁症再度变得严重。《一等疯狂》一书的作者、塔夫茨医学中心情绪障碍项目主任纳西尔·加梅指出，有一种"动力学效应，也就是说，你的抑郁症越严重，未来的病情也就越重，你会在这条病情加剧的高速路上愈行愈远。无论从现在还是从长远计，这都是为什么治疗发展中的抑郁症如此重要"。[8]

应该强调的是，即使是较温和的抑郁症也会造成相当大的痛苦。任何一个不得不强迫自己起床照顾家人，并且要去上班的人都可以证明，不得不在绝望中跋涉是多么痛苦。然而，研究表明，这种痛苦可以塑造品格。发表在《心理学杂志》上的一项开展于 2015 年的研究发现，高度的同理心与抑郁症的关系更为密切。[9]发表在《神经影像临床杂志》上的一项开展于 2014 年的研究发现，患有抑郁症的人，甚至那些曾患有抑郁症、现已康复的人的大脑中被称为亚属前扣带皮质（sgACC）的区域会得到更多的激活。[10]这是大脑中与愧疚感和利他行为相关的区域，这些发现表明，抑郁症患者比非抑郁症患者更有可能有利他行为。

与抑郁症患者更有同理心相比，也许更令人惊讶的是，那些患有慢性轻度抑郁症的人在创造力方面更有神经学的支撑。发表在《情感障碍杂志》上的 2007 年的一项研究发现，心境恶劣患者的认知灵活性高于人类平均水平。[11] 纳西尔·加梅认为，即使是单相抑郁症（即不伴有双相障碍中出现的情绪向上波动的抑郁症）本质上也是周期性的，这使得抑郁症患者具有创造性。抑郁症让人有了同理心、洞察力和现实主义情怀。同时，那些被非抑郁症者视为常态的情绪高涨时刻恰恰是抑郁症患者最有创作力的时刻。因此，更有才华和智商更高的人能更好地利用这些高峰时期并创造出更好的作品就说得通了。

加梅指出，决定一个抑郁症患者如何应对这种病症的可能还有其他非生物因素，"也许他们生活中的其他经历使得他们更有适应能力。正如我们在有关创伤后应激障碍的文献中所了解到的那样，有各种各样的因素，比如曾经有一些创伤经历，会让人在日后的生活中对创伤更有适应能力"。也就是说，这个孩子掌握了克服挑战的能力。正如加梅指出的那样，林肯在人生的早期面临过许多艰难的经历。"这不是孤立的创伤，它与整个人、他的个性，甚至其他社会因素相互作用"，例如"更多的社会支持，或者反过来，更少的社会支持"。换句话说，抑郁症不是造就天才和无私唯一的动因——正如注意障碍不是原创力的唯一动因一样——有大量证据表明，当智慧与合理的支持网络结合时，它们将营造恰当的环境，让非凡的才华绽放异彩。

忧郁的体验

没人会主动选择感受绝望，任何程度的绝望都不愿意。我们称某种智慧"得来不易"是有原因的。从抑郁症中得来的洞察力和敏锐视角是以可怕的代价换得的。我们不希望自己付出这样的代价，当然也不希望我们的孩子付出这样的代价。我们虽然承认挑战和伤心令孩子成长，但依然会竭尽所能让他们避开这些因素。因此，在对忧郁所带来的天赋做任何挖掘和探讨的同时，我们必须对抑郁症给人的身心造成的巨大甚至是伤害性影响有认真和通透的认知。

忧郁患者面临的挑战

记者兼作家埃文·赖特有一个充满怒气的童年，绝大部分原因在于他要应对自己混乱不堪的家庭生活。[12] 这种愤怒在成年人看来简直是自我毁灭。当时，在赖特的心里——并且在某种程度上，他知道自己愤怒的原因——周围形形色色的成年人都是疯狂的、不可靠的、不诚实的，于是他的回应就是反叛。"回顾过去，我认为某些行为是对自我的毁灭。但当时作为一个孩子，我以为自己坚不可摧。我不认为会伤害自己。相反，我试图向这些人证明，如果你们以为我会遵守你们的规则，那你们就太愚蠢了，因此我会做一些自我毁灭的事情。但这不是我的初衷。"

赖特回忆，小时候"我想要粉碎一切，好斗，充满破坏性。我知道这一点，也知道这是错的。所以我给自己找了个冠冕堂皇的理由：我其实是一个革命者"。赖特把这种愤怒和逆势而为的冲动带入了他的记者生涯。"我身上仍然表现出很多不合时宜的倾向，比如愤怒、咄咄逼人，还有越界的欲望。"虽然儿时的赖特无法用建设性的方式表达愤怒，但成年后，他将这团热火带入自己的新闻事业，敢于身处危险和风云诡谲的境地，并有能力描绘出一个个和他童年时一样无能为力的人的经历。

赖特的抑郁症在十一二岁时首次发作。"这种感觉好像万物失色。我所到之处，一切看起来都如冰冷金属，好似铅灰色。我的机能运转失常，没法儿完成功课。"这些现在听起来像是教科书中描述的那种极易被诊断的抑郁症，但赖特的外在表现并非如此。诊断成年和未成年男性的抑郁症，难点之一就是他们经常不会表现出典型的悲伤和绝望迹象。相反，他们常常显得焦躁不安和咄咄逼人，就像赖特所表现的那样。"小时候，我喜欢打枪和爆破，但这不是冲动控制上有问题。我被学校劝退后，真正发生的情况是我在 6 个月内无法阅读或做任何事情，我非常沮丧。我常想，是不是可以用其他事情把它遮掩过去。于是我曾经试图带书回家，坐下来打开它，但我实在读不下去。"

赖特的母亲也患有抑郁症，因此他易患这种疾病是有一定的遗传因素的。这并不罕见。普通人（没有任何患有抑郁症的亲属）患上抑郁症的风险约为 10%，而具有遗传倾向的人的患病风险为 20%~30%。我们还不知道抑郁症是否是遗传和外部环境共同作用的结果，或者在某些情况下，抑郁症仅由遗传和外部环境中的单一影响造成。在赖特的个案中，他童年时期的一场暴力和创伤事件使他的家庭陷入混乱。他 7 岁时，母亲最亲密的朋友，也曾是他的保姆，并且与他关系非常亲密，被自己的儿子残忍地杀害了。这件事成了"我家庭生活绕不开的事件。我被事件的细节吓坏了。凶手在我们家附近处理了凶器，所以警方认为他是来杀我们的。我不知道是真是假，但他们就是这么告诉我们的。于是我开始不断想起这件谋杀案，凶杀的情景在我脑中闪现，这太可怕了"。对那次事件恐怖的沉迷引起了他后来对犯罪报道和"人类不人道行为报道的兴趣，因为这些让我感到害怕，我想要控制住它们"。

13岁时，赖特的行为变得更加叛逆了，他被送去接受极端的行为矫正，过程中没有心理健康科的专业人士参与。"这完全是疯了。事实上，我是心甘情愿去的，因为我以为它会有所帮助。而当门锁上，我看清真相后，我心灰意冷。而这再一次给我添了一把火，更加引起了我对强大体系中无能为力的人的关注。我知道我不好、有问题，但我也知道这些人简直是疯了。所以后来，作为一名记者，我对强大组织的言行及其动机常保持高度怀疑。如果他们说他们的所作所为都是为了人民的利益，我总是深表怀疑。"

在赖特的青少年时期，也有一些亮点。一位名叫玛莎·凯·布朗的高中英语老师对他影响深远。班上学习《杀死一只知更鸟》那篇课文时，她画的一幅图给赖特留下了永不磨灭的印象。"有一天，她在黑板上画了一个圆圈。她在圆圈的中心画了一条线，在这条线的两边分别写了'好'和'坏'两个字。她说：'这基本上就是所谓的人，从中间被一分为二。也许对某些人来说，他们更偏向于一方，而另一些人则更倾向于另一方。'那天她在课堂上做的事情几乎影响了我的一生。""好"与"坏"这两个标签成了赖特生活中永恒不变的主题。很多时候，他觉得大人们把他当作麻烦，而不是受苦的孩子。当赖特因抑郁症加重而怒不可遏、无法集中精力时，他身边的大人对他灰心丧气，对他深深的沮丧视而不见。"我极力表现得反叛，摆出一副'我不在乎'的态度，但是从来没有一个大人，即使是好的那类大人，走出来说：'嗯，你似乎遇到麻烦了，怎么了？'在我与他们的交往中，我常常听到的反而是：'你这个孩子真不省心，为什么不做作业？'"于是，赖特认为自己就是个坏孩子，不是抑郁，而是本性不良。

赖特的父亲在他很小的时候离开了家，但在他少年时代深度参与了他的生活。这一点，加上上大学，找到自己喜欢的研究专业，都给了赖特自尊心和动力，帮助他度过日后生命中异常黑暗的那段时期。"我在大学里学习中世纪历史。这是个没有实用性的专业。但我的父亲完全支持。如果没有人影响我，我想我不会成功。"他的大学历史教授对他也发挥了积极的影响。"历史是了解文明及其不足的一种手段。历史给了我一种中立感。这是让我们明白人类有多可怕，但无须抱有羞耻感和罪恶感的一种研究方法。它让我明白，好吧，我母亲是个酒鬼，我的家人很疯狂，但是要知道，整个社会也没有什么良好记录可循。"从本质上讲，赖特的历史研究强化了他在骨子里已经拥有的品质：悲观的现实主义。

尽管埃文·赖特童年时经历过许多挑战，但他的职业生涯仍取得了巨大的成功，而就某些方面而言，他取得的这些成功恰恰源于这些挑战。当然，他自身也有着非凡的智慧和才能——缺乏他的这种能力和积极影响的孩子往往望尘莫及。患有抑郁症的孩子长大后往往教育程度低，收入也较低。根据 CDC 的统计数据，高中学历以下患抑郁症人口占比是大学学历以上人口的 2.5 倍。高中毕业却未进入大学的人患抑郁症的概率是大学以上人口的 1.5 倍。[13] 患抑郁症的人也更有可能因此失业，从而导致家庭收入减少。[14] 因此，抑郁症会导致个人成就降低、经济状况不稳定的恶性循环会延续到下一代。

抑郁症是导致 14~44 岁人群医学失能的首要原因。[15] 除了抑郁症对个人生活的破坏性影响，生产时间和产出收益方面的折损也给美国造成了巨大的财政负担。根据发表在《美国医学会杂志》上的一篇文章，患有抑郁症的工人每周的工作时间会减少 5个小时或者更多。[16] 这项研究推断，这将使雇主每年的成本增加大约 440 亿美元。

鉴于抑郁症患者很少寻求帮助或接受治疗——估计只有 1/3的抑郁症患者会寻求帮助——他们中间滥用药物和酗酒的比例如此之高也就不足为奇了。抑郁症患者滥用药物的概率是正常人的6 倍，自杀率高出三成。[17]

小时候，埃文·赖特应对抑郁症的方式是对一切不公正的行为表示愤怒，并拒绝顺从权威。成年后，酒精助长了他的抑郁程度。喝酒喝到断片儿，随之而来的是对做了坏事的恐惧，紧接着是从自我毁灭的边缘逃出生天的窃喜，赖特就在这样的循环中找到了安慰。他能把自己从抑郁症和酗酒中拽出来，很大程度上归因于他的自我意识。在沉迷酒精的时候，"我从意识昏迷中醒过来，发现自己摔倒了，割伤了脸，一阵屈辱和绝望感袭来，这驱使我去证明酗酒并非我的本性，我能够取得尽人皆知的公认的成功，人们无法像宇宙的任何力量那样摧毁我。所以我认为能做到这些，自我意识起了很大的作用"。

在匿名戒酒会的帮助下，赖特戒了酒，此后他才得以将他的愤怒和攻击性全部投入工作。当然，很多人做不到这一点。正如本书中探讨的其他大脑差异一样，区别能不能将这些差异善加利用的一个标准，就是灵活性与毅力等品质的结合，而这些品质是人处于极度绝望的时候很难具备的。

权变措施

多姆是纽约市公立学校的一名少年，他深受注意障碍和阅读障碍之苦，也经历过严重的抑郁症发作。[18]多姆抑郁的时候，会持续数天或数周，他形容这种感受为"陷入沉思，不想跟任何人说话"。

从某种程度上说，正如埃文·赖特全心投入历史研究，多姆的核心权变措施是他对音乐的热情。作为才华出众的鼓手，他在伯克利音乐学院度过了一个夏天，在那里，他可以随时打鼓。打鼓的时候，他感受不到愤怒或抑郁。事实上，他在通过音乐摆脱抑郁。音乐令他的情绪强大而积极，深度沉浸在音乐中带给他的通感令他身心愉悦。

有一点不容忽视，多姆能在他的抑郁时期获取积极有益的东西，这种东西就是他所说的平静，或者说是一种"充实的放空感"。从本质上讲，这是一种冥想状态，在这种状态下，他的大脑得以休息。然而，当他生气或烦躁——往往伴随着他抑郁时期的感觉——时，他就无法达到那种沉思的状态。他将这种平静状态描述为不同界限之间的一个空间，类似平衡木。"就像你往一边过分倾斜就会掉下来，所以你必须不偏不倚地留在中间。"

这种情绪不稳定的感觉始终侵扰着抑郁症患者的生活，它让抑郁症患者心存随时陷入深度抑郁的巨大恐惧。对此，抑郁症患者形成的权变措施（与专业的适当治疗相结合）往往是两相结合的：一方面，避免深度的丧失机能的绝望，另一方面，克服中度抑郁，同时将两种状态下获取的洞察力善加利用。

一种强有力且经过充分研究的应对抑郁症的方法是运动。"哈佛大学医学院特别健康报告"概述了从30多年的研究中搜集的压倒性证据，证明运动可以缓解抑郁。[19]这些研究的结论是，运动刺激了身体里内啡肽和神经递质去甲肾上腺素的生成，而这两种物质都与情绪调节密切相关。此外，运动对身体健康的实质影响是，可以给人带来更好的生活质量和更强的自尊心，这两者肯定会影响人的情绪。最令人着迷的是，运动不仅可以像抗抑郁药一样有效，而且效果更持久。1999年发表于《内科学文献》上的一项研究将男性和女性分为三组。1/3的患者接受了有氧运动治疗，1/3的患者接受了左洛复治疗，1/3的患者两种治疗都接受了。虽然服用左洛复的患者更快地表现出积极效果，但16周后，在每组中，大约2/3的患者都不再出现主要的抑郁症症状。此外，当研究人员6个月后对参与者进行跟进时发现，继续运动的参与者无论是否服用了左洛复，抑郁症再一次发作的概率都降低了。[20]虽然采取锻炼治疗令人生畏，更何况是遭受抑郁症折磨的患者，但令人鼓舞的是，即使是轻度运动，效果也是显著的。[21]一项研究表明，每周三次一小时或每周五次半小时的快走，可以减轻轻度至中度抑郁症的症状。[22]

鉴于打鼓对体力的剧烈消耗，多姆每天进行鼓乐演奏时抑郁症鲜有发作不单纯是由于音乐本身，实际上也可能有生理原因。埃文·赖特通过运动发现了明显的症状缓解。当他感到抑郁时，他能体会到"最凄凉的绝望。我知道有些人起不了床。我能从床上爬起来做事，但一切都昏暗无比。我抑郁时无法入睡，于是开始讨厌躺在床上，所以我起床时会筋疲力尽。我会尝试干一些体力活"。他最近的一次抑郁症发作与完成两个大型写作项目有关，他感到一种"深深的虚无感"。"于是，我起身，强迫自己爬上了洛杉矶郊外一座陡峭的山峰。"他抑郁症的症状之一是毫无来由的愤怒，这种愤怒之强烈"让我害怕，如果我与人接触，就会引发一场打斗"。于是他避开人群，"开车去了很远的地方爬山，尽管我一夜没有合眼"。他知道，只要把自己搞得筋疲力尽，就能够入睡。

小说家安妮·赖斯一生都在抑郁中写作。她选择用这种方式来应对和克服绝望感并不奇怪。因为她说过："我成长在一个天生爱讲故事的家庭，从小就受外祖母和母亲讲的故事的影响。我母亲会用故事的眼光看世界，那些我们路过的房子的故事、她认识的人的故事、发生在她身上的事情的故事。她经常讲述她看过的伟大的老电影的情节，或者伟大作家的小说。"[23]

和安德鲁·所罗门一样，赖斯很小就知道自己想成为一名作家。"我5岁的时候就试着写过一个故事。每一个单词怎么拼写，我都得问别人。'莉莉坐在她的房间里。'这就是我写的故事。"赖斯的父亲从二战的战场上回来后，为孩子们写了一本小说，并会在晚上给安妮和她的兄弟姐妹阅读其中的章节。赖斯十一二岁的时候，发现了父亲写作的故事和诗歌的宝藏，其中有一首诗是他写给一位在战争中死去的朋友的。因此，她拥有了最早的范例，它们教会了她如何将深沉的个人情感转化为文字。

小时候的赖斯失去了母亲，而父亲酗酒。这些创伤"对我写的所有东西有着普遍的影响，但我在写作时不会去分析或思考这些。我知道它就在那里，但去琢磨它会打断我的思路。总之，我的作品充满了黑暗、悲伤和悲剧。我的作品也充满了对无助和无力的巨大反抗，因为我小时候生活在一个不幸福但却有趣和有爱的家庭中，这个家随着母亲生病而土崩瓦解，作为一个孩子，我深感无助"。

赖斯一生中最大的悲剧发生在 1973 年，她的女儿死于白血病。随之而来的强烈悲痛为她的第一部小说《夜访吸血鬼》注入了动力。"我全身心地投入写作，构思了一个关于吸血鬼的故事。我当时并没有意识到，但这一切都与我的女儿有关，包括失去她，以及在信仰被摧毁后还要继续生活。但是，不管看起来多么黑暗，灯火仍会重燃，我现在比以往任何时候都对世界的美丽更有感触——更加接受生活在人世间的不确定性。"[24]

赖斯发现，"无论是高兴还是抑郁"，她都能写作，"而且，确实没有人能分辨哪部小说是在哪种状态下写就的"。事实上，写作的过程本身就能让她平静下来。"我喜欢写作时陷入痴迷的专注状态，因为它为精神能量提供了高效的专注度，这样能缓解焦虑。我写作的内容无疑反映了我的恐惧和焦虑——对死亡的恐惧、不安全感，以及一如既往的对世间焦虑的意识，等等。我刻意在作品中写了一些特别的恐惧，这种写作是一种宣泄。"[25]

安德鲁·所罗门即使在抑郁时也会转向写作。"当我感觉良好时，我的创作力比我抑郁时要旺盛。我感觉我每天的工作时间更长了，写得也更轻松流畅了。但是，我依赖写作，就好像，无论我感受如何，它都随心流淌。在某种程度上，我是依据自己的心情来写作的。我的每一本书中都有非常黑暗的部分，也都有极度欢快的部分。我部分赞同精神分析的观点，即控制你周遭环境的最好方法不是否认它，而是让自己扎根其中，并试图理解它。"

第四章 忧郁

忧郁大脑的天赋

虽然痴迷和执着并不是抑郁症的典型特征，但这些品质贯穿于许多高功能抑郁症患者的生活。这些痴迷、害怕失败和追求完美主义的感觉可能会让人非常不愉快，但它们也能帮助患者创作出令人惊叹的佳作。

埃文·赖特在报道一群新纳粹分子时，深知自己孤身处于一群危险人物中是多么不堪一击。"我觉得，稍有差池，说错一句话，他们就会打我。"这"与我小时候参加那个项目时的经历非常相似"。在那个项目中，他"被一群比我壮、比我年纪大的人囚禁着，他们不让我睡觉，对我大喊大叫，每隔几天就把我放在拳击台上揍一顿。我熬过来了，所以作为一名记者，这给了我一种'我能做到'的感觉。因为我经历过这样的考验，知道自己能活下来"。

这种近乎痴迷的执着也是他写作过程中的主要部分。赖特说："我最好的那些作品都是穷尽了素材研究的作品，因为我害怕开始写作。这么做对我有好处，因为我写的故事都是经过充分研究的。我会在其中无休止地花时间。我并不是说自己是个有耐心的人，而是我害怕开始写作。我担心一旦开始写作，就会暴露作品可能不会像我想象的那么好这样一个事实。"赖特对尽可能做好工作的标准是："我是否耗尽了全力，这是否超出了我能力的极限？重要的不是结果，我非常感兴趣的是过程。我希望能忘我地投入工作。"

安德鲁·所罗门说，完成《背离亲缘》这部巨著需要"极强的执着"。"我每天除了写作十四五个小时，什么也不做。在进行创作的那段时期，我觉得自己几近疯狂。我想，在某种程度上，我必须让自己进入一种至少与我的抑郁症相关的状态，哪怕不是完全的抑郁症状态，这样才能创作出如此复杂的作品。"

埃文·赖特将毅力和抑郁现实主义结合，同时充分利用了仍然是他抑郁症主要特征的愤怒。在他看来，如果这种愤怒不是他内心始终存续的一部分，他就不可能写出《美军战地记者伊拉克战争亲历记》这部关于伊拉克战争中美国海军陆战队军营的作品。"我也喜欢做一个局外人。我通过《皮条客》杂志来做报道。我没有《纽约时报》记者的背景，这一点让我耿耿于怀。"

威尔康奈尔医学院精神病学教授、佩恩·惠特尼精神病学诊所情感障碍研究项目主任詹姆斯·科西斯说："某些记者受益于他们对所有事物都持怀疑和消极的观点。这促使他们更深入地进行挖掘，或者不易接受他人不切实际或积极的言论。"[26]

赖特逆势而为的性格，以及他看透潜在真相的能力，都是在艰难经历中获得的品质。他成长于一个混乱的有时甚至充斥暴力的家庭。"当身处冲突地区时，你会有一种奇怪的熟悉感。有一种松了口气的感觉，哦，这才是世界的真实面貌。当你进入一个城市时，每个人都开始朝彼此射击，愤世嫉俗地形容就是，好吧，面具终于被摘下来了，这才是人们的真实面目。作为一个成年人，我足够成熟，知道人们不是这样的。清楚这一点就让人安心了。"

安德鲁·所罗门版本的抑郁现实主义是认识到没有什么是永恒的。"不抑郁的时候，我总是有一种不再抑郁的放松感，我会全身心地投入生活。生命短暂的这种感觉来自抑郁症的发作。如果我现在状态很好，我就应该竭尽所能去做事情。我母亲58岁去世，外公57岁去世，这一事实也让我觉得生命是有限的——而随着年龄的增长，这种感觉只会越来越强烈。所以，我不期望在 57 岁时死去，但我知道有这种可能。我觉得在那之前还有很多事要做。我不会这么想——哦，我感觉好极了，我无所不能，可以在余生做任何事情。"相反，他会想："我感觉好极了，我会尽我所能，因为也许很长一段时间里我都不会再抑郁了，或者也许我周二会再次抑郁。我希望在抑郁症再次发作之前尽可能多地完成工作。"

所罗门和赖特的亲身经历恰恰都是研究人员的发现，即从抑郁的经历中可以获得强大的洞察力。赖特指出，作为一名记者，他最大的优势之一是他的同理心。"对坏人和受害者都感同身受。试着从各方角度去看问题。"赖特尤其对弱势群体深切同情，这深刻地影响了他的写作。"作为一名记者，我身上肯定有一种反威权主义，但也有一种试图赋予人们力量的感觉。在我的书《美军战地记者伊拉克战争亲历记》中，我能够让低级别的海军陆战队队员说出他们在现实生活的指挥结构中无法说出的话。抑郁的根源在于生活的虚无感。所以，要写一个好的谋杀故事或一个好的军事故事，就要有一种想要做一些重要的、有意义的事情的感觉，让人微言轻的人发声。"

精神病学家詹姆斯·科西斯指出："在经历了严重的抑郁症并从中走出来后，人们对生活和他人都有了更深刻的看法，可能对他人的弱点和痛苦更能感同身受。经历严重抑郁症并走出其中的过程是一种性格塑造的过程。"

和赖特一样，安德鲁·所罗门认为他的同理心不仅是一种天赋，也是他创作过程中必不可少的一部分。"我认为我必须让自己真正地感同身受，也就是说，要亲身感受到我笔下人物感受到的痛苦。我得感受两次。一次是我采访他们的时候，另一次是我写他们的故事的时候。所以从某种意义上说，我几乎是在努力进入一种可控的抑郁状态，这样我就可以表达我所写的人物的痛苦。然后我要努力把自己拉出来，让自己不至于陷入太深，达到疾病状态，否则我就完全无能为力了。我在工作中被称赞的很多地方都是我对复杂情绪状态的诚实展现。通过在自己的生活中努力亲身体验，我能坦诚感受到他人的处境。"

忧郁的人如何健康发展

探索各种形式的大脑差异的积极好处不是为了粉饰它们带来的巨大痛苦。安德鲁·所罗门指出，透过柔光镜来看待他痛苦的历史是危险的。"不抑郁的时候，我会把它理解为'它带来了好事，一切都很美妙'。但一切并非都很美妙。我觉得我需要一点儿抑郁才能记住，'实际上，那很糟糕。我有一种必须好好控制的严重的精神疾病'。要想控制住它就需要药物和大量的检查。如果能过上无须应付这些事情的生活，那该多好。从那时起，我找到了一些解决办法，但这并不意味着这些糟糕的事情有多好。它们并不好，而且很糟糕。"

所罗门一直生活在重度抑郁症或将再一次发作的阴影中，他通过谈话疗法和药物治疗来严格关注自己的心理健康。精神分析治疗"让我觉得，我比不接受该治疗更能理解正在发生的事情。我认为理解了它才能让我有某种控制住它的感觉。虽然控制力有限，但绝对是有帮助的"。关于是否服用药物的争论，他说："有很多人说自己'不想再服用抗抑郁药了，因为我觉得它会扼杀我的创造力'。我觉得，我从抑郁症中学到了很多，但它本质上不是一种充满创造力的状态，不抑郁才是一种充满创造力的状态。如果我从未接受治疗，天知道我的生活会是怎样的。我怀疑我的创造力会大大降低，更多的时候是躺在床上蒙头大睡。"

尽管这么说，安德鲁·所罗门也毫不含糊地相信，如果没有抑郁症，他不可能成为一名作家。他也不会为了更轻松的生活而放弃这种病。"我不会舍弃患抑郁症的过去。我觉得这成就了现在的我，我对现在的自己很满意，我如今不再抑郁了。我认为这种经历非常有价值，我从中学到了很多。我会不会舍弃未来可能发作的抑郁症呢？这一点我也要认真考虑。我的意思是，我已经成长了，已经学到了足够多的东西，谢谢，我不需要再经历这些，也不需要再成长了。"

当然，要帮助那些患有抑郁症和抑郁发作的人，第一步是认识到问题的本质，并认真对待它。埃文·赖特小时候经历了可怕的绝望，他周围的成年人，甚至是善意的成年人都对此视而不见。当我们看到儿童和青少年的问题行为时，他的经历应该是一个警示，告诉我们寻根究底的重要性。我们太容易成为刻板印象的牺牲品，给孩子和年轻人贴上好或坏、调皮或行为良好的标签。正如良好的行为可以掩盖学习障碍儿童的痛苦，所谓的不良行为也可以掩盖患有抑郁症的儿童或年轻人的痛苦。

抑郁症会影响一个人的判断力，即使是抑郁的成年人也很难意识到他们实际上患了抑郁症。这就是为什么亲人要了解危险信号并帮助抑郁症患者寻求评估和治疗是如此重要。由于抑郁症患者倾向于远离社交，孤立自己，这往往会使他们的抑郁症更为严重，所以对患者身边的人来说，负责制订计划并安排日程参与救治就变得更加重要了。

另一种帮助抑郁症患者的方法是帮助他们发现自己的长处，并为那些只能从最消极的角度看待自己的人提供一个更客观的旁观者视角。提醒抑郁症患者曾带给他们快乐的事情，并鼓励他们从事这些活动（也许可以和他们一起从事）也很有帮助。通过创造性的方式（写作、艺术创作）来表达沮丧感往往是有治疗作用的。对这些情感状态的创造性表达常常能与他人产生共鸣。埃文·赖特被关于黑暗事物的经历和写作吸引，这在很大程度上挖掘了他黑暗的内心世界。他的作品反过来和那些与那个黑暗地带有联系的人对话，这也给他带来了相当大的职业成功。

对于患者而言，治疗是必不可少的——起码是心理治疗，在某些情况下要与药物治疗相结合。自我关心也很关键：检查和了解一个人抑郁的诱因，以及寻求可以帮助避免抑郁发作的方式（比如锻炼），在某些情况下可以彻底免去对药物治疗的需要。

将抑郁症的经历重塑为一种沟通的契机——而不是孤独的痛苦——也是强有力的一步。安德鲁·所罗门说："我觉得抑郁让我接触了苦难，这是许多人类经历的核心痛苦。从这个意义上说，这让我不那么孤单了。我的意思是，有点儿讽刺，因为人们认为抑郁症患者是非常孤独的。如果我躺在床上不能动，那确实很孤独。但是，经历抑郁是孤独的反面，它是我与人性亲密接触的基础。"

第五章

情绪循环
激发创造力与艺术气质

常见诊断：双相障碍

我看到的不是一个点子，而是事情的全貌：

从头到尾，一眼尽收。我解释不了为什么，但我就是能看到。

——查克·尼斯

虽然人们常常将人类学与对各种远方的文化的研究联系起来，但文化人类学家艾米莉·马丁第一本书的灵感却来源于眼前的可以说是熟悉的经历：美国的生育问题。[1]在《身体中的女性》这本具有极大影响力的、颇受好评的书中，马丁审视了关于生育的一些流行的和科学的理论，颠覆了我们一直以来的文化假设，从全新的、原创的角度来看待它们。马丁说，和她的许多想法一样，写作这本书的想法也是灵光乍现。这就好像"老有人这么说，习以为常，这就是常识，你不断地听到它——然后，突然之间，你听到了不同的声音。你意识到这种不同的说法或者思维方式的含义。我的一位朋友说，那时的我就像一堆铁屑进入了磁场，立马振荡起来"。

　　"振荡起来"是一个非常有力的意象，它完美地描述了许多双相障碍患者在对某些想法有了充分认识后的那种创作冲动，这种冲动往往在他们情绪高涨时出现。艾米莉·马丁在40岁出头的时候被诊断患有这种疾病。

在确诊双相障碍之前，艾米莉·马丁有过多次抑郁发作，这是她在 25 岁时寻求专家帮助的症状之一。"我想，这是不对的，事情真的很不对劲。我想起了母亲，我认为她曾长期抑郁。"虽然马丁不记得自己小时候患过抑郁症，但她确实记得在 6~12 岁时"害怕睡觉"。在此期间，她多次遭到父亲的性虐待。"我做了个可怕的噩梦。"她还会梦游。然而，没有人想消除她的恐惧。"他们只是想，孩子们都会做噩梦。那是一个不同的时代。"最后，当她 13 岁时，她的母亲介入了，把马丁送到了寄宿学校，她在那里茁壮成长。"噩梦结束了。"[2]

马丁第一次躁狂发作（与双相障碍关联的情绪高涨）发生在 20 世纪 90 年代中期，当时她正忙着写一本书。马丁说，她感受到某种真实的存在，"一只冰冷的灰色滴水嘴兽死死地扒在我肩上"，她意识到她正在经历的感受与她之前遭遇的抑郁发作完全不同。她向医生求助，医生诊断她患有双相障碍，并推测是她一直服用的抗抑郁药物使她陷入躁狂，潜在的双相障碍由此慢慢暴露。[3] 马丁认为，她当企业家的父亲"如果晚生几十年，可能也会被诊断为双相障碍。我记得他疯狂地四处奔走，忙东忙西，开公司，等等，然后一转眼就躺在床上了。我记得这种精力起伏和行为切换在他身上不停地循环往复"。[4]

大脑差异并不是在真空中体现的——就像性格和身体健康状况受环境因素影响一样，大脑差异也受环境因素的影响。拿马丁来说，双相障碍和童年遭受的虐待这两个因素叠加让她完全能接受"两种现实共存"的概念。她的多变性——既是情绪方面的也是感知方面的——令她很适合人类学领域的田野工作，"这项工作要求你能沉浸在另一个现实中，而后进退自如，并从认知上理解和应对二者的反差。我很擅长做这些。这是一项真正的技能"。此外，她的哀伤、悲痛和忧郁"在我书写他人生活的时候，自然起了一定的作用。因为我研究的人的处境各有不同，他们经历着人生不同的高峰和低谷"。而人生的高峰和低谷——从快意人生到至暗时刻——都是双相障碍患者能够感同身受的情感状态。

双相障碍的轻度躁狂阶段确实令人欢欣愉悦，在这个阶段，大多数人都会感到精力充沛、不知疲倦、自信并富有创造力。然而，这种愉悦的快感并不持久。依照马丁的描述，在经历了奇思妙想不断闪现的阶段后，"你感觉自己精疲力竭，就像一只烧坏了的灯泡"。[5] 马丁非常感谢她优秀的主治医生们，他们让她在保持情绪稳定和精力饱满的同时，又保护了她的创造力。[6]

不仅如此，她也很感恩找到了自己热爱的、与她大脑异禀的天赋合拍的工作。她甚至还以人类学视角关注了双相障碍，在她的获奖著作《双极探险》中，她审视了美国文化看待双相障碍患者的方式。"我一发现有文化人类学的存在就投入了。这是个经验主义的学科，也会涉及调查研究，但不是纯数学研究，它是基于我们自身和他人生活方式的一项研究，是一种沉浸式体验。所以能在很早的时候就发现这门学科，对我来说是很大的幸运，我甚至来得及攻读该专业的研究生。"这使她在所选择的领域做出巨大的贡献。"我常问自己，为什么我已年近古稀却还在不断开展新的课题研究？你也许会说，'嗯，这是双相障碍中的躁狂症候'。你也许还会说，'人类学中的田野调查会令人乐此不疲'。而我觉得是我不能没有它，这是我人生的支柱。进入一个真正陌生的领域后，再跳出来找到审视它的全新视角，这一挑战令我乐此不疲。"

第五章 情绪循环

患有双相障碍意味着什么

双相障碍是指代在抑郁和躁狂这两种极端情绪之间转换的医学术语，这一诊断适用于表征截然不同的人群。有些双相障碍患者的表现更倾向于抑郁，有些则更倾向于躁狂，还有些则在两者之间交替切换。如果有至少一周明显的情绪高涨、夸大妄想和易怒暴躁症状，并伴有如下症状中的三种或三种以上时，就会被诊断为躁狂症：自信心膨胀（也称为"夸大"）；睡眠需求显著减少；异常的社交欲；思想活跃，或者我们常说的"思维奔逸"；随境转移；一些目标导向的活动急剧增加（既包括工作，也包括性冲动）；冒险欲和寻欢欲增强（既包括过度消费，也包括性活动）。如果处置不当，躁狂症的情绪干扰最终会对患者造成一定程度的损害，导致住院治疗，并可能出现精神病症状。与躁狂症不同，轻躁狂仅仅持续 4 天左右，它不会造成明显的损害，也不会导致精神病。[7] 通常，外行人所认为的"躁狂症"实际上是轻躁狂。轻躁狂会导致失眠、工作效率提高、极度自信和魅力四射，我们经常把这些表现与双相障碍联系在一起，但它们不会产生更具破坏性的副作用。有这种体验的患者会觉得很棒，在轻躁狂周期的人也会着迷于这种感受，这就是有那么多双相障碍患者抗拒治疗的原因。然而，虽然情绪高涨的感觉好极了，情绪抑郁却是可怕的。

如果我们每个人都能始终处于轻躁狂这种令人兴奋、充满活力的状态，我们可能都会这样选择，毕竟大多数创造力都是在这种情绪轻度高涨的情况下被激发的。谁不想来一剂能量剂（艾米莉·马丁说："睡眠？谁需要睡眠？"），口若悬河，性欲旺盛？

这种能量剂要是能装瓶就好了。然而，没有人会永远处于这种令人愉悦的轻躁狂状态——双相障碍的本质是它的流动性。有些人的轻躁狂不可避免地会导致躁狂症——一种以极度过激思维为特征的精神病状态。所有双相障碍患者几乎无一例外，会从轻躁狂和躁狂开始发展，最终陷入极度抑郁的无底深渊。还有一些患者会被所谓的混合状态折磨，其特点表现为既有躁狂又有抑郁，并伴有巨大的自杀风险。这是因为患者在遭受抑郁带来的痛苦和消沉的同时，又有着躁狂带来的能量和烦躁，这增加了他们采取消极行动的可能性。还有一种快速循环的双相障碍，即患者的情绪状态可能每天都会发生剧烈变化。如果不进行治疗，情绪循环得越多，双相障碍患者的情绪循环频率就越会加速，这就是所谓的"动力学效应"。（这同样适用于临床抑郁症患者——越不治疗，病症的程度就会越深，发病频率就越高。）这就是为什么双相障碍必须进行治疗——症状不会彻底消失，只会恶化，而且随着时间的推移，变得更加危险和更具伤害性。

尽管对双相障碍的治疗和认识在过去几十年里有所进步，但我们还没有取得革命性的突破。1966 年给双相障碍患者开的药跟 2016 年的并无二致——都是"锂片"，只不过为了减少长期使用的严重副作用，剂量减少了而已。虽然治疗手段有了一些进步，但和其他治疗手段取得了巨大进展的大脑差异疾病比起来，双相障碍这个词依然足够震撼。（在普通教育环境中提到注意障碍，人们往往会不以为然。）双相障碍依然非常可怕，尤其是对那些刚刚被确诊的患者来说，他们觉得自己被大脑中的化学物质任意摆布，而这些东西甚至还没有被彻底了解。

双相障碍的总体诊断中有两种障碍分型：双相 1 型和双相

2 型。双相 1 型的特征是躁狂发作，本质上可以变成精神病。双相 2 型仅表现为轻躁狂发作。在这两种分型中，躁狂期或轻躁狂期与重度抑郁期交替出现。虽然轻躁狂与创造力有关——事实上，即使是那些平常不写东西的人在此状态下也会出现多写征兆，这是一种想大量写作的强烈冲动——但轻躁狂本身也会对人们的生活造成严重伤害。他们的行为在社交和工作场合会变得不得体：语速加快；性行为变得极端，甚至危险；有各种各样的冒险行为，包括过度消费。不难想象这将如何摧毁他们的人际关系和事业。鉴于种种原因，本章的目的不是将双相障碍美化为一种神奇的、能让人充满创造力的疾病。然而，当我们污名化双相障碍，对其诊断的含义有所误解，否认其在认知上的优势时，我们正在对有这种疾病的患者造成伤害，并忽视了大量的临床证据。

如果你把所有有精神异常的人从历史书中剔除，那就不会有历史存在了。可以说，如果你把所有患有双相障碍的人从艺术和创意领域中剔除，这个世界的创造力就会大大减少——不会有海明威、安妮·塞克斯顿、弗吉尼亚·伍尔夫，很大概率也没有贝多芬了。

在多项研究中，双相障碍已被科学和临床证明与创造力和艺术气质相关。在一项针对 70 万瑞典青少年的追踪研究中，研究人员发现，测试中得分最高的孩子在 10 年内被诊断为双相障碍的可能性比其他人高 4 倍。[8] 双相障碍患者的大脑生物化学反应与各种形式的创造力密切相关，研究表明，双相 1 型患者在情绪高涨时会乐于写作，而双相 2 型患者会画画。[9] 俄勒冈州立大学主导的一项研究发现，即使在普通的、非创造性的行业中，双相障碍患者也会去寻求和一般职位相比需要更高创造性思维的职位。[10] 在临床实践中，我经常听到双相障碍患者用引人入胜的正面词汇描述伴随躁狂初期发作时所产生的自信心、充沛的精力和旺盛的工作产出。他们情感强烈，妙语连珠，口若悬河。

也许海量的研究提出的最诱人的一个问题就是，为什么像双相障碍这样的大脑差异在人类基因库中会持续存在。耶鲁大学医学院的研究人员对双胞胎进行了研究——在每一组中，双胞胎中的一人被诊断患有双相障碍，另一人则没有。研究人员发现，未受疾病影响的那一位也表现出超出普通水平的创造力和认知功能。换句话说，一些遗传因素既导致了双相障碍，也增强了他们在创造性领域的敏锐度。该研究的项目负责人蒂龙·坎农告诉《精神病学新闻》："如果有双相障碍遗传风险的人比普通人有更突出的这些特征，那么该模式将支持这样一种理论，即一些导致双相障碍的突变会以积极的特质和智力特征的形式表达，进而导致更高的繁殖能力。因此，这些基因持续留存的概率也就变高了。"[11]

在一篇发表于《心理学前沿》的论文中，堪萨斯大学的两名研究人员调查了关于创造力和双相障碍的各种研究，试图从有科学支持的信息中找出传闻。[12] 他们提出一个问题：轻躁狂——一种轻微的情绪提升、精力充沛、多产状态——产生创造性的神经运行过程具体说来是什么样的？答案不足为奇，就是去抑制和抑制过程之间的流动与平衡。前额皮质——更专注于规则约束信息的区域——受到一定程度的损害（称为额叶功能低下），导致对情感和感性情绪更敏感的皮质下区域在思维过程中产生更多的输入。这些皮质下区域是我们产生奇思妙想的地方，它们运转得越顺畅，我们产生的创造性想法就越多，产生出格或者标新立异想法的概率也会越大。独创思维能力提高，加上奇思妙想的数量增加，那这些想法中有极高质量的比例也会增加。然而，如果让皮质下区域自行其是，那就不能靠它来编辑、评估或辨别哪些想法是最好的。这时，就需要前额皮质——控制规则的脑结构——再次发挥作用了。有些人能产生许多奇思妙想，但实现不了，而有些人，举个例子，却能通过精巧构思创作一部小说，其中的区别就在于皮质下区域和前额皮质之间的平衡。这种平衡只发生在轻躁狂阶段——一旦大脑转向重度躁狂，前额皮质就会败下阵来，被彻底忽略。[13]

加州大学戴维斯分校心理学教授迪安·基思·西蒙顿是天才和创造力方面的权威。他说，轻躁狂患者的最佳状态是"灵感频出，并能全神贯注。而这表明你有某种与一般智力关联的超认知控制能力，它能让你适可而止地说：'是时候停下了，需要的资料已经足够了，我要把大量无用的资料剔除。'人们看到贝多芬的笔记和速写时，感觉那简直就是噩梦。他有这么多想法，但大部分都没有用过"。[14] 那是因为贝多芬将旺盛的创作力与强大的洞察力和自制力结合了。"创造力强的人往往会在认知去抑制和认知抑制之间游移。所以，他们会任由自己的思绪天马行空，产生许多奇思怪想，然后突然被一些真正的好主意吸引了。接着，他们会专注于这些好主意，并丰富它们，不容自己分心。一方面，你能产生这些奇思怪想；另一方面，你能把它们引导到更有价值的领域，并在必要的时候摒弃它们。"

去抑制和抑制之间的平衡并非造成创造力与躁狂之间紧密关联的唯一原因。一些迹象表明，双相障碍的一些与创造力并无直接联系的特征，如夸大、冒险和野心，也是主要的促成因素。2014 年发表在《情感障碍杂志》上的一项研究发现，动力和双相障碍之间存在很强的相关性。[15] 这可能与双相障碍患者常常表现的对他人的认可和尊重的强烈渴望有关。虽然我们也可以把过度在意他人的看法与不安全感联系起来，但它依然是渴望有所作为的驱动力。这一点与天赋、才智和生产力加在一起，成了最有力的孵化器。塔夫茨医学中心的纳西尔·加梅说："如果你患有躁狂抑郁（加梅倾向于使用这个术语来称呼双相障碍），那你有可能会成为非常有创造力、有魅力的人，但这并不意味着你一定会变成这样。但如果你没有躁狂抑郁，那你变得创意无限、魅力四射的可能性就会大大降低。"[16] 他的研究甚至表明，他所说的"情感增盛型性格"可能是心理上的一种保护机制。"9·11"事件发生之后，加梅参与的一项研究"发现，和其他研究群组相比，双相障碍患者的创伤后应激障碍的症状更少。被描述为对创伤后应激障碍具有保护作用的症状和特征，正是你在躁狂症患者身上看到的那些特征：着眼未来，有很强的幽默感，非常善于交际，外向，因而拥有庞大的社交支持网络，等等"。

就像这种疾病本身的分裂性一样，双相障碍无可辩驳的优势与其不可避免的坏处一样极端。

双相障碍的体验

凯·雷德菲尔德·贾米森在她的著作《疯狂天才——躁狂抑郁症与艺术气质》中，将双相障碍描述为"一种喜忧无常、性情阴晴不定的疾病"。[17] 这些极端的性情在每个时代都造就了最伟大的著作和艺术作品。从无知的旁观者的角度来看，这种疾病对于那些经历过起伏跌宕的伟大头脑和他们所取得的成就来说，似乎是非常值得拥有，甚至值得庆祝的东西。然而，这种疾病带来的火花四射、欢欣快意、痛苦和折磨会从内心和外部的迷茫世界里一并滋长。

双相障碍患者面临的挑战

有了正确的诊断和治疗，双相障碍对个人生活的影响就不会像对欧内斯特·海明威和安妮·塞克斯顿这样的作家与诗人那样严重——他们二人都因遭受了情绪极端波动的折磨，在创作了大量作品后结束了自己的生命。但是，治疗无法解决的是整个世界对精神疾病的污名化。

比尔·利希滕斯坦是一位屡获殊荣的纸媒和广播记者。1986年，他第一次因双相障碍住进医院（病症之一是他偏执地认为自己受到了美国联邦调查局的监视），但直到1987年，医生才做出了正确诊断。[18] "那时我在美国广播公司新闻频道担任制片人，1986年，我正为美国广播公司制作吉米·布莱斯林秀，有三周时间，我整个人松懈下来，在圣卢克-罗斯福医院住了三个星期。如果是现在，在我进门的那一刻，医生们就会看出来（我得的是双相障碍），但在那个时候，我在医院住了三个星期，他们不断给我开药并加大剂量，直到出院也没确诊，尽管这显然就是躁狂和轻躁狂。"第二年，主治医生对他说："我有一个坏消息和一个好消息。坏消息是你得了所谓的躁狂抑郁症。好消息是，服用这种药物（锂片）后，你可能就没事了。"

饱受不明病因的病痛折磨之后，能听到一个明确的解释，利希滕斯坦顿感释怀。"我打电话给身边的所有人，心想，这是个好消息啊！我说，嘿，我知道是怎么回事了，我得了躁狂抑郁症。然而，我的电话铃声再未响起却让我错愕不已，没人给我回电话——他们可都是曾和我并肩作战的伙伴。很明显，这不是我期待的结果。"

由于担心得这个病不仅会被朋友疏远，还会让潜在的工作机会流失，"有好几年，我一直逃避它，后来又住了两次医院，才最终决定必须非常认真地对待这件事"。尽管如此，他还是感到孤独和被孤立。"除了在医院，我从来没遇到过患有躁狂抑郁症的人，也没有在任何场合下听说过——我对它一无所知。我感觉自己得了某种隐疾，而且它令人羞于挂齿，我不想跟任何人提起此事。"

这种过分担心并不仅仅是他的个人妄想。有一次出院后，"我在当地一家电视台找到了一份工作，为一名调查记者制作节目"。尽管他已经接到通知，得到了这份工作，那名记者还是"质问我：'嗯，我听说你和吉米·布莱斯林一起工作时发生了一段小插曲。'我从来没有对此做过解释，但那次我对他说：'嗯，我只是累坏了，最后在医院住了几个星期，但我现在已经没事了。'然而工作还是没了。那确实是个警钟"。

1990年的一个晚上，利希滕斯坦为分散注意力熬到很晚，"不知道为什么，我喜欢翻看电话簿。午夜时分，我在电话簿的'躁狂抑郁症'项下查找，惊讶地发现了一个叫作'躁狂抑郁症支持小组'的条目"。他拨通这个号码后，听到了一条录音信息，说凯·贾米森将举办一场有关双相障碍与创造力的讲座。"我当时很意外，居然还有其他人患有这种疾病。"

最终，他和其他病友组成了另一个团体，这个团体"最终发展成'纽约上城情绪障碍支持小组'。和一群有着同样经历的人共处一室,讨论大家共同面临的问题——诸如,如果你有约会对象,你会告诉他/她你的情况吗?如果不想让别人看到你吃的药,你会把它放在哪里?——这第一次让我的生活重回正轨。我觉得在那一刻我的人生回来了"。

患有大脑差异疾病的经历深深地影响了利希滕斯坦的创作主题。1990 年,他制作了一部获得皮博迪奖的纪录片广播系列节目,名为《疾病之声》,节目将严重精神疾病患者的经历及他们的康复过程作为主题。也许更深层的原因是,利希滕斯坦的疾病和曾经以此为耻的经历使他"对有同样遭遇的人更感兴趣,并因此扩展了我的工作。我对那些挣扎于病痛中的人感同身受"。

权变措施

双相障碍患者中的佼佼者身上有一个共性,就是通过工作来表达他们的创造力,这一点极其重要。正如凯·贾米森在书中所写:"创造性工作不仅是摆脱痛苦的方式,还是重构混乱情绪和思维的手段,通过抽离思绪和严谨的思维来麻痹痛苦,并与绝望念头保持距离。"

喜剧演员、广播电视名人查克·尼斯被诊断患有双相障碍时是 22 岁,这是该病症显现的普遍年龄——至少有一半的病例出现在 25 岁之前。[19] 尼斯表现出躁狂症的典型症状,包括失眠,还有一个偏利好的特点:创造力爆发。正是后者滋养了他渴望成功的天性和雄心。但是,尽管尼斯从事的工作是他倾情热爱的,出于精神状况考虑,他也会密切注意自己的躁狂倾向。他觉得没必要做到极限,比如每天晚上都去表演脱口秀,因为这样做无疑会令他油尽灯枯。"趁自己状态好的时候和还热爱的时候尽情去做。而当我开始不喜欢了，我就会想，好吧，是时候写一些新的东西了。我得想办法让自己始终热爱这件事情。我要保持这种热爱。"尼斯认为这是他与那些走下坡路的喜剧演员之间存在的巨大区别。

喜剧和表演是尼斯的第二事业。他年轻时感兴趣的是做生意、开公司，希望成为一名企业家。而整个童年时期，他从家人那里得到的唯一积极肯定是他很有趣。他们常常让他在家庭聚会上表演节目。"一屋子都是人，他们会点我的名，说：'把那天你做的事再做一遍。'我认为，表演节目并因此赢得赞许会让我脑中释放一种令我感受良好的化学物质，这种化学物质存在于大脑的奖赏机制中，它会对我说：'嘿，伙计，这是件好事，你应该做。'许多年后，当我第一次走上舞台时，我得到了同样的反应——我一下就被迷住了。"

尼斯的职业选择对他来说就是不折不扣的权变措施。他选择离开一个会经常陷入财务风险的领域——创业和经营公司——对于会处于躁狂状态的人来说，这是个危险的环境，因为处于躁狂状态往往与奢靡和过度消费紧密相连。因此，他有意选择喜剧，这是一个令人振奋的领域，它会用幽默来应对困难。创造性工作以一种健康的方式刺激他的大脑快速运转。对尼斯来说，表演和创作喜剧就好像用创造力来驱除心魔。"做电视节目是因为我喜欢它，我喜欢上电视，喜欢摄像机。但我做脱口秀是因为那是一种宣泄。喜剧迫使你审视自己，并直面自己的不安全感。于是你会发现它无法治愈不安全感，但它接受这种感觉的存在，这种接受让你释怀，'好吧，它就像角落里的怪兽。但你知道吗？它伤害不到我'。因为一旦它被曝光，它就会消失。在阴影里，它显得很强大，然而走进光明时，它就被摧毁了。就是这种感觉。"他还坦陈，他痛苦的童年造就了他的喜剧视角。"没有任何喜剧演员会告诉你，他们拥有充满了支持、爱、理解和鼓励的美好童年。如果你的童年是那样的，你就不可能成为喜剧演员。"

文化人类学家艾米莉·马丁也提到了找到"对的职业"对她心理健康的重要性。"我想，如果我从事的是一份没有创造力的工作，我会一事无成。所以说，我所从事的和我必须从事的事业一拍即合。"同时，她找到的工作也与自己的精力匹配。"因为做学术是有季节性周期的——我想很多人都有这种感觉——你不必像在公司打工那样一直忙碌。你可以有张有弛。这是我喜欢的状态。"

比尔·利希滕斯坦有一套在思绪天马行空时控制住自己不至于迷失的办法。对他来说，"想法多如牛毛。要在其中理出头绪，第一步要做的就是采取我所说的'没有游戏节目规则'"。按照他定的这个规则，任何从午夜到早上8点吵醒他的想法——无论是新游戏节目，还是读书系列片，抑或是纪录片的创意——一律会立即被搁置一边。他会继续睡觉，而不是爬起来投入工作。"因为躁狂抑郁症患者往往会被这些想法深深吸引，他们觉得势在必行，恨不得马上租架飞机飞去找人聊聊。"

在医生的帮助下，利希滕斯坦成为使用认知行为疗法来控制躁狂症的先行者，此前，认知行为疗法已经被成功用于治疗抑郁症。通过将深度的个人及群体认知行为疗法和辩证行为疗法结合，十多年来，他能够在低药物干预的情况下保持病情稳定。20世纪90年代，在医生的密切观察下，他开始停用药物。"我和我的医生谈过，因为我感觉病情缓和了，这一点我是能感觉到的。我的情况已经稳定多年。所以，我开始逐渐减少药量，最终，我决定冒险一试。我感觉良好，而且持续很长时间了。"利希滕斯坦相信，他的医生也认同，他的病采取行为疗法同药物疗法一样有效，而且此疗法确实对重建大脑思维起了作用。治疗不仅要勤奋努力、全情投入，还需时刻保持警惕。"每周我都要接受一个小时的治疗，内容大多涉及正念疗法及练习，以及讨论如何处理情绪问题。我每周还要接受一个半小时的群体认知行为疗法。每隔几个月，我还要去看心理医生。"

这个路径不一定适用于所有人，但是一想到还有安全的、非药物方法来减轻双相障碍的负面影响，就令人着迷。正如利希滕斯坦强调的那样，"我可不是从病魔手里轻易脱身的，我付出了巨大努力"。

双相障碍患者大脑的天赋

凯·贾米森在她的《疯狂天才——躁狂抑郁症与艺术气质》一书中指出了已故的患有双相障碍的诗人和作家的病症的形态模式。在一项针对艾奥瓦大学"作家工作坊"的 30 名在世作家开展的重点研究中，她还发现"研究样本中有多达 80% 的人符合情绪障碍的正式诊断标准"。相比之下，仅 30% 的对照样本（其专业工作不属于艺术领域，但同龄、教育程度相同、性别相同）符合同样的诊断标准。贾米森恰如其分地指出，"轻躁狂状态在情绪、思维和感知方面发生的典型变化——坐立不安、热情洋溢、夸张、易怒、夸大、敏感且心思细密、情感体验浓烈、思维奔逸，以及快速联想——都是创造性思维的典型特征"。[20]

事实上，查克·尼斯回忆说，他刚被诊断为双相障碍时，

"我很开心。我想，没什么不好的，棒极了，伙计。我虽然睡不着觉，但确实创意频现、文思泉涌、构思完整而严密。我会迫不及待地花半个小时把稿子写出来，并把它演出来，而且效果很不错"。这与艾米莉·马丁进入某个领域"弹跳起来"的感觉异曲同工。尼斯提到，创意出现在他的脑海中时，这些想法往往已经完全形成，而他意识不到这些想法是如何产生的。在成为一名演员之前，他在一家大型玩具制造厂工作，"我们当时在策划一场营销活动。开策划会的前一天晚上，我只睡了两个小时，而我却在会议上提出了整个营销活动的方案。（这个方案）十分完整，因为这就是我在那种状态下看待事物的方式。我看到的不是一个点子，而是事情的全貌：从头到尾，一眼尽收。我解释不了为什么，但我就是能看到"。

他转型做喜剧演员时，已经是那家玩具制造厂的全国销售经理了，这家工厂后来被泰科玩具收购。当时，一位同事鼓励他去参加一家喜剧俱乐部的"开放麦之夜"，尼斯说："如果你把整个办公室的人都请来，我就去。但凡缺一个人，我就不上台。"结果所有人都来了。"我写了一篇表演时长为5分钟的稿子——炸翻全场，惊艳四座。"

尼斯不仅能提出完整的创意，还有出众的语言表达能力，这也与双相障碍密切相关。他很小的时候就意识到了自己的语言技能。在童年时期，尼斯受到了他的大家庭中一名成年成员的性虐待，在学校也遭受过霸凌和身体虐待。似乎"在其他孩子眼里，我容易沦为受害者"。尼斯觉得自己无法用身体反击，所以就用言语反击。"我的伶牙俐齿就是这么来的。面对老师，我总能机智回应。面对霸凌，我总是用舌头把他们击败。尽管他们还是打我，但我会先说他们是怎么样的一群大白痴，以此来慰藉自己。他们可以揍我一顿，我的鼻青脸肿一个星期就消失了。没人知道我被打了。但我要告诉他们的是，我会改变他们的生活。他们的生活已经在发生变化了。这就是为什么我在讲脱口秀的时候不与观众互动，因为万一说错了什么，有人会气得拂袖而去。我妻子说：'按你的方式做吧，你没有中间地带。'"

艾米莉·马丁将她拥有的特殊天赋描述为"超凡的对立共存能力"。这种能力加上旺盛的创作产出成为她卓越创造力的源泉。"我记得有一次我的情绪很高涨，但我没有对任何人造成困扰。我没有表现得很疯狂，只记得当时思绪万千，想法一个接一个地出现在脑海里。"

和艾米莉·马丁一样，比尔·利希滕斯坦也注意到自己和其他躁狂抑郁症患者身上有一种非常特殊的创造力。"我看着路边的一个盒子，会想，'把它做成路灯挺棒的'。这种能够把旁人根本看不到关联的两个完全不同的事物联系在一起的能力增强了，处于轻躁狂状态时更是如此。我觉得双相障碍患者眼中的世界往往更像一个三维棋盘。他们能看清想要实现的目标，能看清事物之间的因果关系，也能看清要想实现目标就必须采取的措施。因此，与拥有普通神经构造的大脑相比，他们看待系统性事物的方式更加细密精巧。部分原因是，双相障碍患者往往能形成完整的想法。比如我想开一家餐馆，我脑子里冒出的不仅仅是这么个想法，而对于如何筹备毫无头绪——我想到的是整件事情的完整蓝图。我认为这也是一种在运用战略性思维的同时处理繁杂信息的能力。"

利希滕斯坦有意拍摄一部关于躁狂抑郁症的一小时长篇纪

录片，因为他曾有这样一段经历。他写信给美国全国公共广播
电台的一位高管说："我想做一部关于躁狂抑郁症的一小时纪录
片。"而他收到的回信却是："这听起来真的很令人沮丧。"但利
希滕斯坦锲而不舍，他说："一天早上，我醒来时想，这个一小
时的节目可以做，可以让患者来讲述他们的经历，以及病情是如
何好转的，然后可以邀请一些专家来分析，说清事情的来龙去脉。
节目还可以让帕蒂·杜克担任解说。虽然她还不认识我这个小人
物，但我坐下来，开始给她写信：'我在拍摄一部这样的纪录片，
想请您来担任解说。'我把信寄了出去，她的团队打来电话说：
'她愿意。'这样的事情与疯狂之间仅有一线之隔，但是我想我在
唐·吉诃德式的疯狂和才华横溢之间画了一道界线。"

　　可以说，欧内斯特·海明威创作生涯的大部分时期都是在这
条细如发丝的界线上保持平衡的。[21] 他把自己那种情绪高涨、活
力四射、澎湃饱满的状态称为"蜜汁"，正是这种"蜜汁"滋养
他以不竭的旺盛精力创作出如此大量的天才级作品。许多双相障
碍患者认为，当他们处于轻躁狂或躁狂状态时，创造力是最旺盛
的，对海明威来说确实如此。然而不幸的是，海明威的病情基本
上没有得到治疗，他的轻躁狂状态向自我毁灭行为的方向恶化，
导致躁狂症状频发。就像艾米莉·马丁所描述的，像烧坏了的灯
泡一样，海明威会陷入深深的抑郁，而他形容抑郁的词是"排山
倒海"和"血腥"。[22]

　　海明威创作力最旺盛的时期，是在躁狂状态已达顶点，但
尚未陷入抑郁的最佳节点。在这样的轻躁狂期，他不仅异常多产，
作品的质量和创造力也特别高。他的创作激情如此澎湃，以至于
他不得不站着写作——他这种高压态势的写作风格一直为他的崇

拜者所推崇，也反映了他高速、轻躁狂的思维过程。此外，他的冒险和夸大倾向不仅影响了他对创作题材的选择（战争、斗牛），也增强了他要留名世界的强烈雄心和渴望。

20 世纪 80 年代末，比尔·利希滕斯坦的病情迟迟得不到确诊，同时，这个病还在被污名化，因此在海明威生活的时代，人们对双相障碍缺乏了解也就不难想象了。同时，很遗憾，海明威本人非常抗拒寻求帮助，他写信给朋友说，他不想让任何人觉得自己疯了。事实上，当作家 F. 斯科特·菲茨杰拉德写下自己与精神疾病抗争的事情后，海明威还对此表示了愤怒。躁狂状态和重度抑郁反复发作，加上海明威用酒精来缓解痛苦的举动——喝酒只会加剧情绪波动——加快了他油尽灯枯的速度。然而这盏灯亮着的时候，无人可与之争辉。

双相障碍患者的大脑如何能健康发展

双相障碍患者要想健康生活，有几个关键，而关键中的关键就是保持警醒。然而，这可能与双相障碍患者的本能倾向背道而驰。比尔·利希滕斯坦说："人们会说着眼当下，解决眼前的问题，但我好像一辈子都在与这样的观念对着干。我要做的就是不被当下的任何细枝末节牵绊，从大局着眼解决问题，将焦点放在远大目标上。"虽然这种宏观思维十分有助于构思完整的创意，但它却与双相障碍患者必须努力进行日常的自我监护背道而驰，这些自我监护包括密切关注身体的内在节奏，而饮食、运动、压力、工作强度和睡眠都会对内在节奏造成影响。

在所有自我监护的内容中，最重要的可能就是睡眠。在轻躁狂阶段，患者会感到精力旺盛、无心睡眠，而若缺乏睡眠，轻躁狂就会升级到躁狂状态，从而导致恶性循环。陷入躁狂本身就非常危险，而随之而来不可避免的抑郁也将是一种折磨。艾米莉·马丁把这比作"过分运动"，"接下来，就剩下精疲力竭了"。由于轻躁狂状态使人感觉很好，而且它是逐渐产生的，所以双相障碍患者很难自发意识到它的产生。因此，患者的生活中有个人能在一开始就识别出危险信号是非常重要的。从本质上讲，这个人就像是双相障碍患者的额叶——充当平衡去抑制作用的调节器。在理想状态下，这个人是与双相障碍患者一起生活或定期交流的人。比尔·利希滕斯坦每周进行的个人和群体治疗起的就是这种作用。

虽然利希滕斯坦已经通过密集和严格的心理疗法控制症状，但治疗双相障碍的黄金标准依然包括药物治疗。然而，让双相障碍患者服用药物是很难的。利希滕斯坦觉得锂片让他变得"迟钝"，其他人则担心药物会扼杀他们异常敏捷的思维，而这是他们创造力的源泉。纳西尔·加梅治疗过许多十几岁和二十几岁的聪明学生，他是这样解释这类担心的："我这么跟他们说，有两种治疗方法，一种是服用对认知不造成实质影响的药物。一些药物，比如拉莫三嗪，不会对他们的创造力造成损害。另一种是服用可能影响他们认知的药物，比如锂片，但你可以降低服用剂量，那样就不会有太大问题了。"

加梅指出，双相障碍患者如果能从更宽泛的角度来看待创造性这个问题，将会获益良多，这一点才更为重要。病人之所以拒绝药物治疗，是因为"他们的问题出在对创造力的看法是片面的，认为创造力就是躁狂状态时的灵光乍现。而这只是创造力的一个层面，它还有一个层面"。他引用了精神分析学家埃利奥特·杰奎斯的著作，后者著书讨论了他称为"经过塑造的创造力"概念。它不是"灵光乍现，而是经过时间的积累构建的洞察力，就好像雕塑家一样。这不是一蹴而就的事情"。这种持久的创造力有赖于长期保持的心理平衡——它不像油尽灯枯的灯泡，也不会因为严重的躁狂和抑郁而浪费时间。"所以我会告诉我的病人，与其一下子拥有大量的创造力，然后陷入抑郁并长时间碌碌无为，还不如循序渐进，日积月累，从而积少成多。"

对艾米莉·马丁来说，正确用药的好处意味着她不会陷入重度抑郁。"当然，服用了锂片和其他一切类似药物之后，我灵感奔逸的亢奋状态减少了。但我的精神科医生说：'回忆一下你处于此类状态时的情形，那时迸发出的想法是真的很好，还是恣意喷涌、杂乱无章？'她想让我说它们是恣意喷涌、杂乱无章的，但我不一定完全同意。我承认，为了不经历极度的低沉，我会用极度的亢奋状态来交换。这似乎是一笔交易。"

最重要的是，她在服药期间仍在从事创造性工作，并在70岁高龄展开了一项新的田野调查。她的经历是加梅提出的"经过塑造的创造力"的真实写照，这就是长期接受治疗的好处。马丁在谈到自己时说："情绪的波峰和波谷消除了，但从情绪角度看，还有一些驱动力存在，知道是什么吗？是好奇心、冒险精神、抵抗、叛逆，还有野心。我相信药物是有效果的，但是药物和这些驱动力会共同作用，效果显著。此刻，我已经认识到，只要我投入研究工作，到了某个阶段，它们自然会对我有所助力。"

要做的第一步，也是最重要的一步，也许就是摆脱羞耻感。

第五章　情绪循环

耻辱感和羞耻感是阻碍患者寻求治疗的最大障碍，而采取治疗手段才能使他们保持活力和生产力，并充分发挥潜能。比尔·利希滕斯坦回忆起他第一次意识到自己并不是一个人在战斗的时候，那种感觉深刻而辛酸。这是"一个神奇的时刻，我加入一个互助小组，突然，所有人都和我同病相怜。我总是说，心理治疗、药物治疗和互助小组同等重要"。

第六章

发散思维
原创性、开放性、敏感性共存的天赋

常见诊断：分裂样人格障碍、精神分裂症、分裂情感障碍

对我来说，工作是最后一道防线。

所以，即使我开始出现非常严重的症状，

在我彻底崩溃之前，我也能坚持很长一段时间。

——艾琳·萨克斯

艾琳·萨克斯首次出现精神分裂症状是在 16 岁。[1] 她走在放学回家的路上，非常确信地感到一个威胁信号直入大脑。艾琳成绩优秀，家庭和谐，父母慈爱，她也没有给任何人带来过麻烦。但童年时期，她经历过夜惊、恐惧症和严重的强迫症，后来，在范德比尔特大学读本科时，她发过几次病，那种脱离现实的感受和她 16 岁时经历的一样。尽管如此，她还是以全班第一名的成绩毕业，并得以去牛津大学攻读哲学研究生。

　　在英国期间，她的病情加重了，这也许是远离家乡及文化迷失导致的。她也交了几个朋友，但她发现在她迫切需要支持的时候，却无法与朋友沟通。在她的回忆录《我穿越疯狂的旅程》中，艾琳描述了她努力与一位朋友维系友谊的故事："我脑子里想的和我嘴里说出来的完全不是一回事。我们餐聚时的聊天逐渐变成一边倒，我几乎只剩下点头称是，假装满嘴食物，只能用表情表达想法。友谊慢慢消失了。"她不仅突然丧失表达思想的能力，而且陷入了自我厌恶。"我说的话不值一听，至少我是这么想的。

说话是不对的。说话意味着你有话要说，但我无话可说。我就是个不值一提的小人物。说话要占用别人的空间和时间。我不配说话，所以保持安静吧。"

　　萨克斯对她病症发作时的描述既充满诗意又充满毁灭性。"精神分裂症像浓雾一样慢慢翻滚，随着时间的推移不知不觉变得越发浓密。起初，天还是亮的，天空晴朗，阳光温暖着你的臂膀。但很快，你就会发现身边阴云笼罩，空气也不那么温暖了。又过了一会儿，太阳就像藏在一块厚重的布幔背后的昏暗灯泡。地平线消失在一片灰暗的雾气中，你感觉自己处于一个昏暗的午后，肺里弥漫着浓浓的湿气，又冷又湿。"[2]

　　难怪她的病症会影响她的工作。

　　"什么是真的，什么是假的？我无法分辨，这让人筋疲力尽。我看不懂书上写的是什么，也跟不上讲课的内容。我当然也写不出什么真知灼见。"[3]在一次周研讨会上，她发表的一篇语无伦次的论文让自己难堪不已，此后，她产生了自杀的念头，并设计安排了实施自杀的所有细节。她想过把汽油浇在身上，然后放火烧了自己，因为她觉得自己就应该痛苦地死去。但一想到这么做会给她爱的人带来痛苦，她就打消了念头。最终她去看了医生并坦陈了自己的想法，医生为她预约了沃恩福德医院，这是牛津大学医学院精神病学分部所在地。就这样，萨克斯开始了精神分裂症的诊断之旅。

　　如今，萨克斯是南加州大学古尔德法学院的教授。她在法律和心理健康领域著述颇丰，出版了5本书，发表了50多篇文章。她的研究课题包括精神病学研究的伦理维度和精神疾病患者的强制治疗。获得麦克阿瑟天才奖后，她创立了萨克斯心理健康法律、政策和伦理研究所，致力于改善精神疾病患者的治疗方式。尽管她的病情很严重，但在 2007 年她的回忆录出版之前，很少有人知道萨克斯本人患有精神疾病。除了她丰硕的学术成果，萨克斯婚姻幸福，且交友甚广。

她的故事乍一看好似柳暗花明又一村，但萨克斯本人在讨论疾病的负面影响时是清醒和坚定的。她选择不要孩子，因为担心自己承受不了养育孩子的压力。随着时间的推移，她经历了几次明显的认知退化，这在精神分裂症患者中非常普遍。30 多岁的时候，萨克斯遭受了一次与病情无关的蛛网膜下腔出血，现在她还在接受一项测试，看她的工作记忆能力和工作空间技能遭到了多大程度的损害。这很可能是由多种因素造成的，包括那次大出血及她的精神疾病和她服用的药物。在发生大出血后的 20 多年里，她的记忆力持续衰退。特别是，她会在聊天的过程中突然断片儿。

萨克斯一直在做的一项工作就是为精神疾病洗脱污名，她与许多精神分裂症患者交谈过，她说："有一个关于神奇小药丸的问题——如果吃一片药就能让疾病彻底消失，你愿意吗？没有一个人说不愿意。一些双相障碍患者可能会说不愿意，因为他们舍不得情绪高涨时的那种状态。"但精神分裂症的症状并不令人愉快，它们往往是可怕的、让人虚弱的。"最典型的感受就是：我觉得我在用意念大量屠杀人类，我的大脑中正在经历核爆炸，冥冥中有个人控制了我的行为。我偶尔会在夜间出现幻视，这在临床诊断上并不要紧，但对我来说，这意味着病情恶化。我总感觉有个人站在我的床边，然后我会醒来，睁开眼睛，说一句：'哦，该死，我真希望这是幻觉。'"

第六章　发散思维

萨克斯天生有一个聪明的头脑，但最终拯救她的或许是她的坚韧。"我只有在病症非常严重的时候才会去处理它，事实上，工作是我抵御症状的最好手段之一。因此，当我专注于创立一个论点或驳斥一个论点时，那些疯狂的东西就会退避三舍。对我来说，工作是最后一道防线。所以，即使我开始出现非常严重的症状，在我彻底崩溃之前，我也能坚持很长一段时间。"

萨克斯拥有的另一项其他精神分裂症患者不具备的技能，是社交洞察力。"我一直都知道，即使我认为自己相信的一些事是对的，其他人也会觉得很疯狂，我不想显得疯疯癫癫，所以我不会大声说出来。如果我觉得必须大声说出来，我就会待在家里。因此我一直保持着职业的风度，因为我拥有……社交洞察力。"

氯氮平是持续控制萨克斯的症状的关键药物。"我在英国期间，生病的前三到五年没有吃药，我敢说我清醒状态下80%的思维都有精神病特征……后来我断断续续地用药，但药不对症，可以说我清醒状态下30%的思维有精神病特征，而现在，这一比例降到了4%左右。因此，它现在只是我生活中微不足道的一部分。"也就是说，萨克斯的发散思维（甚至是干扰性思维）的门槛要比别人高得多。"哦，我脑中经常会有一些不寻常的想法闪过，但我直接忽略了它们。"

对艾琳·萨克斯来说，精神分裂症既不值得庆祝也不应该被污名化，它是一种需要被管理、理解和治疗的疾病。"我曾经努力了多年，想要摆脱药物，然而我决定坚持用药后，我的生活变得更好了。"萨克斯的生活质量以及她为社会所做的贡献都是有力的证明，它告诉我们，忽视和错误地对待患有精神疾病的人是整个社会的耻辱和损失。

看见不同

患有发散思维疾病意味着什么

"发散思维"这个词特指非典型的、离经叛道的思维，甚至是怪异思维。分裂型思维包含了发散思维的特质，但也涉及脱离具体现实的魔幻思维，甚至是偏执思维。但是这和精神分裂症不是一回事——许多未患精神疾病的人，在进行分裂型思维测试时，也会在某种程度上表现出类似的思维过程。精神分裂症（来源于希腊语"精神分裂"）的特征是无法判断什么是真实的，这被称为精神病性思维。在第五版《精神障碍诊断与统计手册》中，分裂型思维不属于精神分裂症谱系。然而，为了本章考虑，分裂型思维或发散思维将被认为是存在于精神分裂症谱系中最轻微的分支，因为它们导致的行为和思维过程存在共性。发散思维并不像人们想象的那么罕见。事实上，荷兰研究人员的研究表明，多达 4% 的健康人群经历过幻听，表现形式为听到各种声音。[4] 研究人员基于理论角度认为，这种现象可能是由压力引起的——例如，某人的爱人去世，她的脑海中可能会听到爱人的声音——研究员们还指出，健康人士，尤其是天性乐观的人士，往往不会受到这些幻觉的困扰，因此不必看医生。此外，根据约翰斯·霍普金斯大学精神分裂症中心主任托马斯·塞德拉克的研究："一个鲜为人知的事实是，大约有 20% 的精神病首次发作也是患者的唯——一次发作。"[5] 这种一次性发病状态的机制仍不为人所知——可能是由极端压力或其他一些因素引起的。无论如何，这样的个体要么从未被诊断，因为他们从未经历其他症状，要么最初被诊断为精神分裂症，但不再需要精神治疗。

据美国国家心理健康研究所统计，大约有 1% 的美国人患有精神分裂症。[6] 精神分裂症患者的一级亲属（父母、子女或兄弟姐妹）的患病概率是 1/10。如果同卵双胞胎的其中一个确诊精神分裂症，那么另一个确诊的可能性要高 40%~60%。[7] 尽管同卵双胞胎确诊关联性不到 100% 表明了还有其他因素在起作用，但这个数字依然清楚地表明了遗传学关联，我们只是还不知道基因和环境之间的互动起了什么样的作用。

临床医生和研究人员对分裂样人格障碍、精神分裂症和分裂情感障碍是否属于同一个谱系，或者它们是否是独立的、不相关的疾病，还存在争议。无论如何，在发散思维和行为范畴下，三者之间确有明显的重叠。这三种疾病之间的差异主要涉及症状的可治疗性和严重程度。一般来说，患有分裂样人格障碍的人可能会被视为古怪的、难以相处的，甚至孤僻的人。他们可能会出现分裂型思维的症状（例如幻听），而不向任何人——甚至是医生——透露这一事实。精神分裂症患者的发散思维症状则表现得更为明显，进而很难在众目睽睽之下隐藏。某些精神分裂症患者会表现出偏执、妄想等症状——例如，他们坚信政府机构在监听他们。艾琳·萨克斯也曾试图装作没什么大事发生一样照常生活，直到无法不引起别人的注意时才发现这样的日子不能继续了。分裂情感障碍患者不仅会出现更严重的精神分裂症症状，还会表现出情绪障碍的某些症状，例如双相障碍中的情绪大幅波动。在这三种疾病中，分裂情感障碍是最难治疗的，而且由于循环情绪和精神病的共同作用，分裂情感障碍患者的自杀风险也最高。

这三种疾病中的任意一类患者都会变得社交孤立、外表孤僻，看上去缺乏热情和爱心。在内心深处，这三种疾病的患者都会反复出现与现实脱节的症状。这种脱节的症状在临床上分为两类："阳性"和"阴性"。"阳性"症状包括幻觉、妄想和思维紊乱——艾琳·萨克斯在不同程度上经历过全部症状，这些症状也属于更容易通过抗精神病药物治疗的类型。幻觉最常见的是听觉上的，但有时也会是视觉上的，而且相当生动。幻听好像跟真实发生的一样可信。艾琳·萨克斯既经历过幻听（一个声音告诉她，她毫无价值），也经历过幻视（一个人影出现在她的床尾）。她还患有妄想症，例如，她相信她可以通过意念发起一场核毁灭。在那些患有偏执型精神分裂症——精神分裂症的一种亚类，萨克斯并未患有该病——的人中，有一些妄想往往成为患者心中不可动摇的信念，认为某人或某事会对他们纠缠不止，或者认为思想是从大脑中提取或强行植入大脑的。萨克斯的确经历过思维紊乱，这是第三类"阳性"症状，以至于她既无法理解课程作业，也无法清楚地表达她所知道的东西。许多精神分裂症患者在试图交流时会使用无意义的词汇（称为"新词"），并陷入一种临床医生所称的"语词杂拌"状态，这是一种缺乏连贯语意的空话集合。

虽然精神病的这些"阳性"症状可能会让精神分裂症患者的亲人感到害怕，但事实上，与精神分裂症的所谓"阴性"症状相比，"阳性"症状反而不那么棘手，也更容易被治疗。"阳性"症状可呈现为周期性和偶发性，因而有这些症状的部分患者会经历一段机能更为协调运转的时期，即遭受更少的侵入性影响。精神分裂症的"阴性"症状更难治疗，与抑郁症相似——首先出现的"阴性"症状之一往往是无法在日常事务中找到快乐或安慰，而这些事物曾给他们带来快乐。最终，精神分裂症患者会表现出彻底的情感淡漠，这是对人生乐趣毁灭性丧失的一种反应：他们会变得面部僵硬，声音单调。这种冷漠会发展为没有兴趣保持个人卫生——起床刷牙和洗澡似乎是毫无意义的事情。其他"阴性"症状还包括认知障碍，如工作记忆缺失，注意力、理解信息和信息运用的能力的丧失。

随着年龄的增长，许多人发现精神分裂症的一些症状消失了，特别是当他们得到良好和持续的治疗时。然而，如果不进行治疗，大脑的动力学效应会导致精神分裂症的症状不断恶化。也就是说，患者的精神病发作次数越多，发作的频率就会越高。因此，在无家可归的人群中，未经治疗的精神分裂症发病率如此之高就不足为奇了。然而，同样值得注意的是，艾琳·萨克斯多年来也有过许多精神分裂症的"阴性"症状，包括明显的无法享受日常生活（此症状在确诊和接受治疗之前特别常见），以及丧失工作记忆（尽管接受了治疗，此症状仍会持续）。然而，她的案例也证实，精神分裂症患者不仅可以正常工作，而且可以取得伟大的成就。事实上，她还将自己因病入院的经历转化成了自己的工作，成了一名代表患者利益的律师。

许多分裂样人格障碍患者从未寻求治疗，这一点增加了准确评估精神分裂症谱系障碍发病率的难度。因此，我们对有多少人会经历偶发性的发散思维，以及发散思维在多大程度上影响他们的生活一无所知。在未来的数十年里，很大程度上得益于美国国立卫生研究院"人脑连接组计划"，我们将对人类大脑的多样性及其内部运作有更好的了解，因为该项目将对数以千计的人类大脑进行扫描。到那时，我们就有了分裂型思维和创造力之间存在确切联系的强有力的理论支撑。尽管如此，二者之间存在重叠性的临床研究依然可以追溯到几十年前，而凭借磁共振成像技术进步而进行的更新的研究正在提出一系列极具吸引力的课题，其中

看见不同

之一就是分裂型思维对创造性产出的影响。

诺贝尔经济学奖得主、数学家约翰·纳什是西尔维娅·娜萨创作的《美丽心灵》一书及其同名电影的男主角，他这个案例非常著名，也常为人津津乐道。纳什患有精神分裂症，但表现出非凡的创造力，并在其所从事的领域内做出了卓绝的贡献。[8] 但是，他大量的最具革命性的成果都是在 30 岁之前发表的，也就是在他的症状趋于恶化之前，这使得一些研究人员和临床医生提出疑问：他非凡的创造力和他的精神分裂症之间是否真的存在积极的联系。就像艾琳·萨克斯一样，在童年和青年时期，纳什的行为有些古怪，甚至常常令人生厌。他会一边说着话一边扬长而去，在不合时宜的时候吹口哨，还会摆出一副傲慢甚至无礼的姿态。这表明，他的创造性巅峰发生在所谓的精神分裂症"潜伏期"，在这个阶段，幻觉、妄想和思维紊乱的早期症状已经出现，但患者仍对思维过程有一定的控制力。也就是说，他的工作有可能得益于被严重病症压倒之前的发散思维。

墨尔本大学奥瑞根研究中心和墨尔本大学心理学系的研究人员进行了一项研究，并发表在《精神分裂症公报》上，该研究调查了 100 名不同门类的艺术家（43 名男性和 57 名女性）的思维过程。每个参与者都填写了一份"创造力体验问卷"。[9] 调查发现，与非艺术家受访者的数据相比，艺术家"在'阳性'分裂样人格、单极情感性精神病、模糊界限，以及经验开放性和神经质的人格维度方面占有更高比例"。此外，"分裂样人格是一系列创造性体验量表的最强预测指征，这表明分裂样人格和创造性体验有很强的交集"。该项研究的一个极具吸引力的结果是，研究人员发现分裂型思维水平的提高与创造性心流之间存在相关性。

"心流"是心理学家米哈里·契克森米哈赖首先提出并推广的概念，这些研究人员将其定义为"深度专注、投注于当前体验和愉悦感"。这是艺术家完全沉浸其中时进入的一种精神状态：心无旁骛，往往会忘记时间的存在。研究人员提出的理论是，在分裂样人格个体中发现的基于神经学的潜在抑制会有助于"更大程度地专注于当前体验，从而引发心流"。

研究者斯科特·巴里·考夫曼和埃利奥特·S.保罗在2014年11月出版的《心理学前沿》杂志上发表了一篇名为"艺术和科学界的创造力与精神分裂症谱系障碍"的文章，概括了为什么分裂型思维可能有助于发挥创造力，以及为什么它必须与其他天赋和技能协同才能发挥作用："创造性的一个层面显然是新颖度和原创性。因此，就其本质而言，精神分裂症使人更易于满足创造性思维的一个要求，即原创性。而原创性对于创造力来说是不够的。一个有创意的产品不仅要新颖，而且要实用、有效或在某种程度上有价值。这两个特征——新颖性和实用性——分别取决于两个认知功能：在有意识的思维中形成想法，以及对值得进一步探索、发展并最终以可视产品的形式表达或实现的想法进行选择。"[10] 这本质上就是艾琳·萨克斯所描述的那种状态，她说过她知道自己的想法可能会被视作疯狂的，所以她对此秘而不宣。这也就是为什么原创性和自我控制之间的平衡状态最有可能出现在精神分裂症的潜伏期，或者出现在许多有创造力的人所沉浸的偏温和的分裂型思维状态下，虽然他们不这样称呼这种状态。

加州大学戴维斯分校的迪安·基思·西蒙顿在《心理科学展望》上发表了一篇题为《疯狂天才悖论》（"The Mad-Genius Paradox")的文章，他也提出了"创造力和精神病是正相关还是负相关"的问题。[11] 以研究为目的，他将创造力定义为"一种或多种创造性产品的生产行为，且该产品对实现某一既定领域的成就有所贡献"。而后，他发现了两个看似相反的事实的统计学证据：第一，在富有创造力的人中，创造力强的人比创造力相对弱的人患精神疾病的风险更高；第二，在所有人中，有创造力的人比没有创造力的人表现出更好的心理健康状况。西蒙顿最终得出结论，这两个事实根本不矛盾。他观察了每个个体实际实现的创造性成就的数量，衡量了这些人的精神症状和确切诊断，发现在取得更多显著成就的人中，精神疾病的发病率存在显著差异。通过这种方式，他发现创造力强的人比普通人更有可能患上精神病，但也发现拥有中等创造力的人往往比普通人的心理更健康。除非我们有更多的关于身体的数据，否则我们无法知道哪些神经功能既有助于激发创造力，又使人更容易患上精神疾病。但无论如何，这种相关性是显而易见的。

有关此种关联性的一个有趣的潜在来源是 1976 年发表在《英国精神病学杂志》上的一项研究。[12] 英国皇家精神科医学院的研究人员对三组成年人的注意力进行了测评，这三组成年人分别是：非偏执性精神分裂症患者、强创造力人群，以及智力水平与极具创造力人群相当但创造力较低的人群。测评后发现，与第三组相比，前两组"习惯于取样更广泛的可获得的环境输入信息"。我们每个人都会为了破译周遭正在发生事情的含义，而剔除一些环境输入信息，也就是说，如果我们不加选择地全盘接受收到的所有刺激，那我们是无法感知周遭世界事物发展的连贯性的。但就程度而言，创造力较低的人会屏蔽更多的环境输入信息——视觉、听觉等——因为他们觉得这些与自己不太相关。而精神分裂症患者和那些极具创造力的人实际上屏蔽的刺激因素更少。创造力强的人还可能从他们接受的这些额外刺激中创造颇有建树的意义（这一点与精神病截然相反）。研究中使用的一个测试范例是"罗维朋德物体分类测试"，该测试要求受试者将常见物体进行分类。测试的指令"允许以非常规和怪异的分类形式进行发散思考"。然后，这些分类结果"按照表示常规程度的四分制进行评分"。精神分裂症患者和更具创造力的个体往往会"以更不合常规的分类方式获得更高得分"。而在精神分裂症患者的案例中，"不自觉的注意力扩散往往会对其表现产生破坏性影响。相比之下，创造力强的个体更能够成功地处理更多的输入信息，而不会导致分数下降"。简而言之，这是一个例证，它说明了神经系统易患发散思维疾病的体质面临的潜在伤害和相对优势。

2013年，由奥地利格拉茨大学的安德烈亚斯·芬克领导的一组神经科学家招募了一批研究参与者，这些参与者均表现出高和低两种程度的分裂样人格。[13] 研究人员要求参与者完成一项任务，在该任务中，参与者需要列出一些日常物品的原始用途，并在完成这项任务的过程中接受大脑扫描。结果，研究人员发现，最具创造力的思考者与分裂型思维得分高的人群之间存在显著的相似性。他们大脑中显示出激活程度低的部分——右楔前叶——有力地印证了英国皇家精神科医学院的研究人员在1976年得出的一个理论，那就是，创造性人格和分裂样人格对从周遭世界吸收的信息过滤得比较少。

2014年，墨尔本乐卓博大学心理科学学院的安努卡·K.林德尔在《心理学前沿》上发表了一篇文章，她指出，越来越多的研究表明，非典型大脑偏侧化可能会对个人的创造力水平产生影响。[14] 非典型大脑偏侧化简单来说指的是"与（普通人具有的）大脑结构和功能的典型一侧存在差异"。其中的一个例子是，大多数极具创造力的人，以及表现出高于平均水平的分裂型思维或发散思维的人，都是左手和左耳占主导地位。她认为，大脑结构上的这种特殊差异"引发了一种认知处理方式，这种方式既增强了创造力，也加剧了精神分裂，这一点表明天才和疯狂之间的关联有着潜在的生物学基础"。

这些研究都构成了一幅我们越看越复杂的图景。归根结底，创造力不能归因于大脑某个特定部分的运作，随着脑科学的发展，我们越来越认识到我们对它的了解是多么不足。我们也越来越意识到，大脑的高级认知功能的发挥必须将大脑各部分进行有机关联，而不是单纯地归功于某个孤立部分的内部运作机制。在2015年发表于《神经心理学》的一项研究中，奥克兰大学的研究人员对正在进行绘画测试的健康研究对象的大脑进行了扫描。[15] 他们还让研究对象填写牛津-利物浦情感和经历量表（O-LIFE），这是一份测量分裂型思维的问卷。扫描结果显示，"在双侧颞下回、左脑岛、左顶叶、右角回，以及前额叶皮质区域，都观察到与创造力任务相关的神经激活现象"。这意味着当你完成一项创造性任务时，大脑的多个部分都在参与。这也表明"创造性生产是这些区域之间协同的结果"。不仅如此，同样的大脑激活模式也与"经历不寻常的精神体验"和"不合常规"有关联，这两者都是分裂样人格的特征。

具有发散思维的体验

虽然较温和的发散思维被视为对创造性有益，但若处于精神分裂症谱系中较为严重的一端，临床医生和研究人员都不愿将任何明显的益处归因于患有这种疾病，这是可以理解的。正如艾琳·萨克斯指出的那样，她从没遇到过哪个精神分裂症患者不希望把病治好。这是一个毁灭性的诊断——对患者个人及其家庭来说都是如此——这种经历不应该被粉饰。任何反复与现实脱节或失去日常生活乐趣的人都应立即寻求帮助和治疗。药物治疗对于精神分裂症患者过上有质量的生活至关重要。有许多人患有严重的精神分裂症，他们永远无法指望获得那种独立和相对平和的心态，而这一切在我们大多数人看来是理所当然的。即便如此，我们依然有理由保持乐观。参与人脑连接组计划的迪安娜·巴克等研究人员正指导团队对数千个人类大脑进行扫描，对精神分裂症的致病原因将有更进一步的发现，这也将使我们离成功治疗哪怕最严重的病情更进一步。¹⁶

恐惧的阴云密布在种种精神疾病的周围，而笼罩在精神分裂症周围的恐惧之云尤为浓重。其他类型的大脑差异都不曾与负面的刻板印象有如此紧密的联系——当我们想到幻觉和妄想这类精神分裂症症状时，我们会使用"疯了""精神病人""疯子"这样的表述。我们知道不能使用带有负面意味的词来形容患有发育障碍或大脑差异（如抑郁症）的人群，但当我们描述一个走在大街上、无家可归、自言自语、手舞足蹈的人时，我们首先想到的往往不是他得了某种未经治疗的疾病——相反，我们会认为他是"疯子"，也许还很危险。事实上，就跟我们一样，精神分裂症患者更有可能成为犯罪的受害者，而不是犯罪者。

对精神分裂症谱系障碍的污名化会伤害我们所有人，而且从临床角度来说，这是不合理的。事实上，约翰斯·霍普金斯大学精神分裂症中心主任托马斯·塞德拉克说："我遇到过一些病情较轻的患者，我认为他们属于精神分裂症谱系，但他们的功能状态比某些抑郁症患者更好。我认为，精神分裂症中的某类谱系确实遭到了贬损——疾病既有轻症也有重症。'精神分裂症'或'精神障碍'这样的词可能在患者的家人眼里是可怕的耻辱，在病人本人看来也是如此，以至于他们甚至拒绝接受诊断。"

对诊断的抗拒导致了对必要治疗的抗拒。艾琳·萨克斯描述了氯氮平给她的生活带来的巨大变化——帮助她从80%的精神病思维转变为越来越低比例的精神病思维。除了从药物中受益，她还努力去了解自己的症状——病症是疾病的征兆，而不是厄运之声。很棒的一点是，她还在自己的一些症状中找到了幽默感。"我还是一名初级学者的时候，我的一个朋友批评我的一篇论文烂透了。我半夜醒来，看到我的床脚站着一个小魔鬼。"萨克斯立刻想到，想象一个魔鬼在床边是一个作家对待批评态度的极好比喻。"我觉得这很有趣。"

她现在很享受把自己的感情投入工作。"上大学和上法学院的时候，我在写作方面压力很大，写作课也上得极少。但我成为学者后，好像有个开关一下被打开了，我有太多想写的东西。"在《诠释精神分析学的局限》一书中，她提出了诠释精神分析学的各种理论，其中之一是，分析师的解释"只不过是一些让你的生活内容有意义的故事，却不一定与真实情况相符"。萨克斯对这样的解释表示强烈反对。"我认为，如果病人理解了这一点，他们就会抵制，也应该抵制这样的解释，因为谁想要知道一个故事呢？你想知道的是真相。"萨克斯认识到，她的这一立场源自个人的体验，也就是她自己对清楚明了和扎实可靠的需要。"有一位教授写过一篇有关我的书的论文，他指出我如此执着于了解事情的真相，也许是因为我和其他被诊断有精神疾病的患者的思维长期被蒙蔽在黑暗中，以致混沌不清。"

对于那些被诊断有精神疾病的患者来说，这个黑暗和混沌的地方是可怕的。当它与社会的污名化叠加时，他们的处境就变得更加困难了。精神疾病患者可以通过治疗及对自己的情绪和身体状况保持警惕来帮助自己。我们其他人也有一个同样重要的任务：用精神疾病患者所做出的贡献来教育自己，而不是进一步孤立那些需要我们给予同情和理解的人。

具有发散思维大脑的天赋

每一项说明发散思维或分裂型思维与创造力之间存在强烈相关性的研究里，都有研究人员或临床医生站出来警告不要过分描摹美妙的图景。正如天才的数量远远少于普通人和智力低下的人一样，艾琳·萨克斯这样的成功故事也远远少于那些无法克服病症的毁灭性故事。但是，当我们指出分裂型思维与创造力和精神分裂症谱系障碍都有关联时，这种有科学支持的关联性非常有意义。患有精神分裂症谱系障碍的人不仅有权——像我们所有人一样——接受很好的药物治疗，他们还应该——像我们所有人一样——为社会做出力所能及的贡献。

在艾琳·萨克斯和其他患有精神分裂症谱系障碍的高功能患者的案例中，发散思维只是创造力拼图的一个部分。智力是另一个部分。托马斯·塞德拉克还强调了坚韧和冒险精神的重要性，这两者在精神分裂症谱系障碍患者身上都很强大。"当人们谈及有创造力的天才或伟大的创新时，通常都离不开坚持不懈和坚韧不拔。面对逆境一往无前。一个有创造性的想法常常有些新奇和非主流。最初人们对这一想法的接受速度往往会很慢，而且它一开始不会得到有力的支持。这需要坚持和韧劲才能承受。此外，我认为有另一件在这种情况下并不总会受到赞赏的事情，那就是冒险。作为一名精神科医生，你肯定见过精神疾病患者的冒险行为。这是创造力的重要组成部分。"

艾琳·萨克斯从她的大脑差异中汲取了各种各样的灵感。作为一名精神健康倡导者，她将同情心和热情融入工作，以促进维护精神病患者的权利。此外，她带来了她独特的创造力、特有的思维方式，以及她对更"典型"路径的质疑。"我会以一种古怪的方式进行思考，有点儿跳出条条框框。我也会用这种方式进行理论内容的写作。不受传统思维方式的束缚是有益的。举个例子，在我职业生涯的早期，我对多重人格障碍和刑法进行了研究。我的观点是，我们如何看待刑法取决于我们如何将人格改变概念化。从人格同一性的最佳标准来看，他们是人吗？或者他们是一个复杂个体的一部分？虽然大多数人都不认同一个多重人格障碍患者的身体里可能有不同的人存在，但是如果你看哲学家谈论人格同一性的心理学和身体理论，就会觉得这也没那么牵强。我认为要想真正思考这个问题，你就必须对各种事情持开放态度。非常有趣的一点是，令很多哲学家玩味的问题恰恰就是精神障碍患者的日常。举个例子，我们从洛克和休谟及其他人那里得知，我们无法证明外部世界的存在。没有一个哲学家可以假装外部世界不存在而正常生活，但有的精神病人却可以。"

人类的各种创新——艺术的、科学的、创业的——都是由那些思维方式与前人有所不同的人推动的。发现源于原创性和开放性的共存——一种新奇的思维方式，加上对被他人忽视的刺激和环境输入的敏感性，这都是具有分裂型思维的人实实在在的天赋。

发散思维的大脑如何蓬勃发展

与本书中讨论的其他大脑差异一样，精神分裂症症状也存在从轻微到严重，再到使人衰弱的连续性。许多证据表明，是分裂型思维本身而不是更广泛的精神分裂症诊断，对创造性产出的贡献最大。我们不认为所有患有更为严重的精神分裂症的患者都具有高于平均水平的创造潜力，因为这种说法是不准确的。许多有分裂型思维的人被症状折磨得孱弱不堪，无法在创造性领域有所作为。然而，尽管我们不想为精神分裂症所带来的巨大挑战洗白，我们也不应忽视 350 万被诊断患有这种疾病的美国人，认为他们对我们的世界毫无贡献。然而不幸的是，整个社会每天都在忽视他们，这是不对的。因此，许多患有精神分裂症谱系障碍的人甚至害怕与亲密的朋友分享他们的诊断结果，这是可以理解的。艾琳·萨克斯花了几十年才公开自己的诊断结果。这种犹豫是可以理解的。通常情况下，一旦知道了诊断结果，患者的所有想法、感受和行为都会透过这个镜头被审视。没有人希望自己充实的生活和情感被简化为一种诊断。

或许改变我们对精神疾病患者看法的第一步就是改变我们的用词。正如我们已经把"弱智"这个词从词典中抹去一样，我们也应该杜绝使用"疯子"和"傻子"这样的词。这类贬义词渗透了我们对精神病患者的普遍看法，是对他们作为完整个体的全面贬低，也让我们忽视了他们在社会中的作用和权利。相反，我们应该学习一些大脑差异和精神疾病的知识，并在用词上做到"以人为先"。比如，艾琳·萨克斯不是精神分裂症患者，她是一个人——一个才华横溢的律师，一个风趣、富有同情心、颇有建树的人——她患有精神分裂症。约翰·纳什是一位获得诺贝尔经济学奖的数学家、丈夫和父亲，他患有精神分裂症。疾病不能完全代表他们。

我们还要继续研究更好的方法来治疗精神分裂症患者。托马斯·塞德拉克说，精神分裂症的治疗是"精神病学尚需进步的一个领域。抑制精神病症状并不难，去查找抗精神病药物并简单地增加剂量，这不需要多少聪明才智，难的是找到既要控制症状又要使人茁壮发展的平衡点。因为如果你处于准昏迷状态，或者每天睡 14~16 个小时，你是很难发挥你的潜力的。每个人都有些微的差异，重要的是找到每个人的平衡点——每个人的平衡跷跷板支点的正确位置"。应该指出的是，几十年来，药物研发取得了巨大的进步，从而使得其副作用大大减少。

尽管大多数精神分裂症轻症患者不会寻求治疗——无论是出于恐惧、否认还是厌恶——但谈话疗法和认知行为疗法在多个方面都是有帮助的。心理疗法可以帮助精神分裂症各个谱系障碍的患者调理思维和改善社会关系，特别是当他们发病的时候。对所有被诊断患精神疾病的人来说，拥有一个支持网络至关重要，这就是为什么对精神疾病本身的污名化造成了患者承受被孤立的痛苦是多么可悲。精神分裂症谱系障碍患者需要专业的帮助，也需要家人和朋友的情感支持，亲朋好友可以在患者症状出现伊始就介入，确保他们及时服药，并在需要时获得帮助。

患有精神疾病的人若能很好地照顾自己的身体，那他们的精神状态也会是最好的。规避会改变思维的物质至关重要，定期锻炼和良好的营养同样重要。简单的日常活动，比如晚上睡觉和白天参加运动，可以极大地帮助人们面对积极的现实——即便如此，依然可以放任他们的大脑以自己独特的方式看待世界。在健康的身体里，有一个思维方式不同的大脑更有可能有所作为。

患有精神分裂症谱系障碍的人能够蓬勃发展、建功立业，但靠一己之力是不行的。任何人都不行。艾琳·萨克斯得以步履不停、有所作为，要归功于一系列因素，包括她致力于帮助精神疾病患者的强烈的工作使命感，还有她丈夫威尔·维内特的爱和支持。如果没有妻子艾丽西亚·纳什的坚定支持，约翰·纳什也不会直到生命的最后时刻依然保持旺盛的创作力。我们每个人都需要他人的帮助——帮我们看病开药，对我们施以援手，为我们创造机会，让我们能向世界奉献自己的才华。

第七章

关联性
在重复中收获非凡成就

常见诊断：孤独症谱系障碍

但我们必须思考，为什么这些特征会遗传？

为什么它们能在进化中幸存？恰恰是这些让我们的大脑极其脆弱，

容易受到神经发育障碍的损伤的东西，使我们变得非常聪明，

有人性，具备适应性。否则我们就会像鲨鱼一样，

一切像被植入了编好的程序。你不会见到患孤独症的鲨鱼。

——凯文·佩尔弗雷，耶鲁大学医学院儿童神经科学实验室主任

钢琴家及作曲家马特·萨维奇两岁时是一个智力早熟（他18 个月大时就能阅读）、热爱音乐的可爱幼童。到 3 岁时，他变得极度活跃，无法社交，也无法忍受大多数的声音，哪怕是音乐。[1] 萨维奇回忆说，对声音的极度敏感是他小时候最痛苦的症状之一。[2] "我只想让一切都安静下来。"除了这些症状，他越来越容易被数字困扰。

3 岁时，萨维奇被诊断患有孤独症。不久后，他开始接受听觉整合疗法（AIT），该疗法通过在受控环境中逐渐引入听觉刺激（以音乐的形式）来克服儿童对声音的极度敏感。马特的母亲黛安也为他弹奏钢琴，以此来让他进一步脱敏。据她说，在开始实施听觉整合疗法的第一天，萨维奇就被吸引了，开始在一架旧的费雪八键玩具钢琴上弹奏。看到他如此喜欢，母亲立即引导他接触真正的钢琴。回想激发儿子兴趣的秘诀，她说："我会顺应他。无论他对什么感兴趣，我都会陪伴他。慢慢地，我会试着利用这一兴趣与他建立联系。"[3] 在发现儿子对音乐感兴趣之前，她都以同样的方式参与他的游戏。例如，他痴迷于搭积木。起初，她会非常仔细地观察他是怎么玩儿的。最后，她会加入，照着马特的样子，开始自己搭积木。虽然这一开始会让马特感到不自在，但当他看到她并没有打扰他玩游戏时，他也就能够适应她的参与了。通过这种方式，她教会了他拥有一定程度的灵活性。

接触钢琴一年后，马特开始学习古典钢琴。又过了一年，他的父母给他播放了迈尔斯·戴维斯的专辑《泛蓝调调》，于是他的兴趣转向了爵士乐。"我喜欢《泛蓝调调》，因为歌曲很长，好像会永远唱下去。我喜欢大的数字，痴迷于数学，在那个年龄段可能比音乐更痴迷。"虽然他不喜欢练习，但他确实喜欢重复。"当我即兴演奏时，我会一遍遍地演奏同一个爵士乐段，同一段爵士乐旋律。"

第一次触碰钢琴键后的短短几年内，萨维奇就能与一些成人音乐家并驾齐驱了。他8岁的时候，黛安会定期把他送到马萨诸塞州的阿克顿爵士咖啡馆，这里离萨维奇的家大约有一个小时的路程。她之所以选择那里，是因为那里很小，她认为既不会给马特造成压力，又有机会让马特与其他音乐家一起演奏。她向那里的几个成年音乐家询问了给马特上课的事情。他们说："他不需要上课，他需要实践。而实践意味着现场演奏。"黛安回忆道："于是我帮他和另外两个伙伴寻找现场演奏的机会，他们三个组成了一支小乐队。"最初的演出规模不大，其中一场是当地犹太教堂举办的筹款活动——她从马特的热情中得到了灵感。他一完成一场演出，就会问下一场是什么时候。

与其他音乐家一起演奏，并且必须是表演完整作品，是马特挑战他的舒适程度的另一个机会。由于他有强迫性执念，所以

他必须从头到尾不间断地演奏一首乐曲。但学习和练习一首曲子
需要一遍又一遍地重复小片段。因此，黛安建立了一个奖励机
制——如果马特想把一首曲子学好，学到能进行演奏的程度，那
么他就必须采取一种最初可能会让他感到不舒服的方式，以完成
这个过程。随着时间的推移，这增强了马特对挫折的承受力。对
他来说，他在与其他音乐家一起演奏时完全是平静的。"我想的
并不是激情或痴迷之类的东西。在那一刻，我的心神都在这里
（演奏）。"

　　演奏也是他与他人沟通的方式——当时他并没有意识到这
一点。他第一次与家庭和学校以外的成年人互动是在那些与音乐
家们簇拥在一起的夜晚，这些音乐家对他来说都是陌生人——他
是一个身处陌生成年人中间的小孩儿，但他们都说着同样的音乐
语言。逐渐地，萨维奇非凡的才华为他赢得了声誉，也赢得了一
张唱片合约，那是与阿克顿爵士咖啡馆的两位音乐家一同签订的，
他们是贝斯手约翰·芬克豪瑟和鼓手史蒂夫·西尔弗斯坦。

　　9岁时，萨维奇举办了他的第一场音乐会，并开始了巡回演
出。到此时，他享受的不仅仅是表演，他更加意识到他正在推进
自己的事业。然而，社交对他来说从来都不是件容易的事。虽然
没有哪个9岁的孩子能在成年人的圈子里完全游刃有余，但萨维
奇在音乐领域的天分和他解读社交暗示的能力缺失之间存在明显
的差距。对于任何患有孤独症的儿童或成人来说，非孤独症大脑
的工作机制都是一个谜。例如，人们经常口是心非，这一点令孤
独症患者非常困惑。这些神经正常的人自然而然、驾轻就熟的社
交小伎俩——微妙的社交手段，比如知道什么时候该保留自己的
意见——对孤独症患者来说可能是完全不自然的。因此，对于孤

独症患者来说，社交活动是一项非常困难和充满压力的事情。在萨维奇的例子中，他展现出的是一位才华横溢的优秀艺术家的形象，所以尽管他还很小，与他交谈的成年人也希望他在社交方面是成熟老练的。"我当时接受的一些采访真的很奇怪，我太小了，所以有时不能得体地回答问题。"在情感上，"我也会经历与之相关的起起伏伏。当有人告诉我，我有一种特殊的才华时，我会从字面上去理解，觉得自己是屋子里最有才华的人，很自负。这对我的音乐有很大帮助，有时对我的社交也有帮助——给了我自信"。但他并非总能顾及他人的感受和自我意识。"我会大发脾气，我妈妈就会说：'你太野蛮无礼了。'我会因此觉得自己是个野蛮无礼的人，是个坏人。"

萨维奇非凡的音乐才能和抱负无疑是鼓励他面对具有挑战性的社会环境的激励因素。他很聪明，很顽强。但更重要的是，最终驱使萨维奇克服作为孤独症谱系障碍患者所面临的社交障碍的，是他对独立的强烈渴望。"我别无选择。即使我不成为音乐家，我也要经历这一切，因为这是必须的。只要我离开家，离开家人，出门求生，我就不得不面临让我不自在的处境。"16岁时，在通过家庭教育完成高中课程并通过高中同等学历证书考试后，萨维奇决定离开家去上大学，这对他来说很重要。他考入了波士顿的伯克利音乐学院，之后去曼哈顿音乐学院攻读研究生。之所以选择曼哈顿，是因为他可以强迫自己进入嘈杂的环境。"纽约是一个充满不确定性的地方，你永远不知道每天会发生什么。在这里，提前做计划是非常困难的，因为总是有很多事情在发生。在伯克利和曼哈顿音乐学院研究生院时，那里的都市生活无疑让我的适应能力增强了。我小时候也上过几年公立学校，这些经历都让我处事变得更加灵活。"

如今，24 岁的萨维奇已经完全想不起来没有音乐的日子是什么样子的了。从一开始，音乐对他的强烈吸引力之一就是"一切事物通过这种方式和谐运转。触摸琴键的行为与聆听音符的行为呼应，它们又与音乐理论呼应"。萨维奇在这么小的年纪就取得了如此非凡的成就，大脑差异到底在其中起了什么作用，以及起了多大的作用，这一点我们是不可能讲清楚的。当然，他有音乐天分，而孤独症患者在天才中所占的比例非常高。[4] 他身上也有许多可被纳入坚毅范畴的品质：雄心勃勃、永不满足的好奇心、强烈的职业道德。此外，作为一个患有孤独症的孩子，他从重复中获得了非凡的快乐，这是每一个希望在某一学科里有所精进的人都必须具备的。

不过，对萨维奇来说，患有孤独症是喜忧参半的事。尽管他取得了巨大的进步和成就，他还是希望自己的适应能力更强。不过，他无法想象如果没有孤独症，他的生活会是什么样子，也无法将他的孤独症和创造力分开。如果有机会让他摆脱孤独症，他也许不会选择这么做。"除了这种生活，我对其他的生活方式（未患孤独症的音乐家的生活方式）一无所知。这就是我的生活，它成就了今天的我。"

孤独症谱系障碍意味着什么

孤独症谱系障碍是一种总括分类，涵盖了大量的个体差异。孤独症谱系障碍患者可能存在认知障碍和语言障碍。他们也可能在社会交往中感受到巨大的困难。持续症——肢体或言语上的重复行为——也是孤独症谱系障碍的标志。这一特征往往伴随着异常的僵化行为，患者若被要求做偏离常规习惯的事，哪怕稍有偏离，就有可能陷入极度的痛苦。患有孤独症的儿童和成人也会表现出冲动甚至伤害自我的行为。然而，并不是所有的孤独症患者都具有这些特征。在极端情况下，有些儿童的认知能力会严重受损（要么缺乏行为自我控制能力，要么有严重的智力残疾，或者两者兼而有之），以致他们永远无法独立生活。但也有像马特·萨维奇这样有杰出表现的人。在讨论孤独症的复杂本质（既有挑战也有天赋）时，承认这些极端情况的存在是很重要的。

过去，孤独症谱系障碍患者会被诊断为四种不同疾病中的一种：孤独症、阿斯伯格综合征、儿童崩解症，或被尴尬地命名为"未另做特别说明的广泛性发育障碍"。2013 年，最新出版的第五版《精神障碍诊断与统计手册》删除了这些名称，并创建了孤独症谱系障碍这一单一诊断，旨在适用于在所有程度上患此类疾病的患者，无论是功能性最强劲的还是功能性最低下的病症。这样做引起了争议，尤其是在阿斯伯格综合征患者及其父母中。孤独症谱系障碍中表现好的人群通常会被诊断患阿斯伯格综合征。这种疾病是以奥地利儿科医生汉斯·阿斯伯格的名字命名的，他注意到他的病人中有一种特殊的孩子，他们表现出极度的社交不适，并会对特别吸引他们的事物产生强烈的兴趣。他称这些孩子为"小教授"。[5] 虽然阿斯伯格综合征已不再是一种官方诊断，但这个称谓仍被广泛使用，它已经成为一则俗语，人们用它来形容那些头脑聪明但在社交上显得笨拙和不自在的人——例如，不喜欢被触摸的人、言行偶尔会生硬到粗鲁的人，或者对话时无法直视别人眼睛的人。阿斯伯格综合征这个词如今被运用得十分广泛,以至于许多未经确诊的人都用它来形容自己和他们察觉到的怪癖。

根据 CDC 的数据,目前每 68 名儿童中就有一名患有孤独症谱系障碍。[6] 这比之前报告的 88 名儿童中有一名患有孤独症谱系障碍的数据有所增加,数据的大幅增加(且发生在 4 年里)令人震惊和担忧。这一比率的增长是由于发病率的增加还是诊断率的增加,或者两者兼而有之,目前尚不清楚。除了这个令人担忧的统计数据,还有另一个数字,它为看待孤独症谱系障碍提供了大为不同的角度。2014 年之前,只有 1/3 的孤独症谱系障碍患者被认为处于或高于平均智力水平。然而,CDC 最近的统计数据表明,近一半的孤独症谱系障碍患者处于或高于平均智力水平。[7] 这种增长的原因尚不明确,但有可能与该病存在某种关联。也就是说,过去最不可能被确诊的是功能性最强劲的那些儿童。然而,随着对轻度孤独症的认识增加,以及对早期干预重要性的意识增强,越来越多高功能孤独症儿童的父母开始寻求诊断。因此,有这样一种可能,那就是高智力水平的孤独症谱系障碍患儿比例随着确诊率的增加而增加。

另一项孤独症的统计数据目前让研究人员感到困惑:在确诊孤独症的儿童中,男孩儿是女孩儿的 5 倍左右。[8] 这一统计数据多年来一直保持不变,哪怕其他数据已经发生变化。这意味着,当前每 189 个女孩儿中就有一个被诊断患孤独症谱系障碍,而男孩儿的比例则是每 42 个就有一个。造成这种巨大差异的原因仍是一个未解之谜,它的答案可能会揭示这种疾病的神经学成因。

研究人员还无法准确解释,为什么孤独症患者在数学或语言学方面富有天赋，但同时在这两方面都有天赋的却很少见。也就是说，在某一个领域的天资往往是以牺牲另一个领域为代价的。这种脆弱的平衡——一个领域的缺失对应着另一个领域的天资——可能就是孤独症患者都有面部识别困难的核心原因，他们既不喜欢注视面孔，也分辨不出长相的区别。斯坦福大学的研究人员在《生物精神病学》杂志上发表了一项研究，将智商水平相同的孤独症儿童和大脑神经正常的儿童进行了比较，发现患孤独症谱系障碍的儿童解数学题的能力更强。[9] 此外，研究人员发现，当孤独症儿童破解数学题时，他们大脑的腹侧颞叶皮质比大脑神经正常的儿童更活跃。这里通常是大脑进行面部信息处理的区域，也许这一点并非巧合。

尽管孤独症的表现方式千差万别，但其中有两个特征可以在整个谱系中找到，而且它们似乎是有关联的。一方面，孤独症患者在个性化处理面部信息方面比一般人困难得多。另一方面，孤独症患者更能表现出"超系统化"。关于后者，有一个例子，孤独症儿童对某一特定事物着迷，就会被该事物的每一个细节深深吸引，其程度远远超出神经系统正常的儿童。发表在《神经心理学》杂志上的一项有趣的研究发现，一个患有孤独症的男孩儿如果对《数码暴龙》里的卡通人物有充分了解，他个性化处理这些人物的速度会比处理他熟悉的面孔和物体更快。[10] 此外，他对熟悉的面孔和物体进行个性化处理的速度大致相同，也就是说，和物体相比，他对面孔没有表现出任何偏好。相比之下，即使对同类型的卡通人物抱有强烈的兴趣，一个正常发育的男孩儿个性化处理熟悉的面孔和那些卡通人物的速度也是一样的。此外，与患有孤独症的孩子不同，神经正常的孩子个性化处理熟悉的面孔和卡通人物的速度会比面对物体的时候更快。造成这种差异的原因在于神经系统，是可观测的。孤独症患者的杏仁核和梭状回存在激活异常，这两个大脑区域与人脸识别和社交互动有关。在那个患有孤独症并对《数码暴龙》有强烈兴趣的男孩儿的案例中，他大脑的这些区域对《数码暴龙》的人物反应活跃，但对熟悉或不熟悉的面孔不活跃。

需要明确的是，这不是任何形式的视力缺陷导致的。事实上，发表在《生物精神病学》杂志上的一项研究显示，那些患有孤独症谱系障碍的人实际上拥有更高的视觉敏锐度。[11] 他们可以检测到 20 英尺①远的物体，而普通人的视力仅可以检测到 7 英尺远的物体。前者与猛禽相当——猛禽的视力敏锐度是人类的两倍。蒙特利尔大学的研究人员开展的一项研究发现，孤独症谱系障碍患者"在进行视觉搜索、视觉辨别和嵌入式图形检测时，表现出加强的感知能力"。[12] 此外，他们大脑中专门用于这些任务的区域明显比非孤独症患者更活跃。同时，患有孤独症谱系障碍的人同样表现出额叶皮质的激活度较少，这是大脑中负责处理面部信息的区域。

伦敦国王学院的研究人员回顾了迄今为止进行的各项研究，得出一个结论，孤独症患者的大脑在分类或超系统化方面有很强的能力——似乎是以牺牲面部识别能力为代价的——这与孤独症患者中学者的出现率很高有一定关系。[13] "强大的系统化需要对细节的高度关注，在我们看来，后者是为前者服务的。孤独症患者的才华有多种表现形式，但一个共同的特征是，他们往往是识

① 1 英尺约为 0.3 米。——编者注

别拥有重复样式的刺激物的专家。我们称之为系统化，其定义是分析或构建系统的驱动力。能定义一个系统的是它遵循的规则，当我们进行系统化时，要弄清楚支配系统的规则，以预测系统运行的规律。"

国王学院的一组研究人员也发现了孤独症患者对细节的高度关注，他们发现孤独症患者处理信息的方式与正常人不同。[14] 他们收集了英格兰和威尔士 6 426 名 8 岁双胞胎的数据，发现相对于信息之间的关系，患有孤独症的儿童在进行信息分组时，对每个独立信息的细节有更大的偏好和关注。在这一点上，他们比那些没有孤独症的孩子的程度高得多。例如，孤独症患儿有完美的音准，这种能力会一直保持到成年。研究人员推断，这种能力源于他们对大段旋律中每个音符的不断关注。通过单独排练每一个音符——尽管有时音乐的内涵需要通过音符之间的串联演绎，这么做会牺牲对音乐内涵的处理——他们可以保持完美的音准。这种对细节的关注也体现在乘法速算、质数识别、日历计算、完美透视绘图、事实记忆等领域。

换句话说，患有孤独症的人往往会严格地遵守常规，他们对图案非常敏感，并且能够很好地理解和记住这些图案。国王学院研究超系统化的研究人员也指出，超系统化对灵活性的要求不高，但对刚性有很高的要求。"强系统化是对孤独症患者非社交特征的一种解释：兴趣狭窄、行为重复，以及抗拒变化 / 需要千篇一律。这是因为当一个人进行系统化时，他最好能保持一切不变，一次只改变一件事。通过这种方式，他可以看清楚一件事的因果关系，也可以通过重复，确认是否得到了一个固定的图案或序列。"[15] 也就是说，同样的品质在孤独症患者的大脑中是水到渠成的事情，这种品质源自不断重复和对细节的敏锐关注，这有助于他们掌握特定技能或知识体系。

患有孤独症谱系障碍的体验

正如本书引言中所描述的，与特定大脑差异相关的能力存在一条倒 U 形曲线。也就是说，与某种大脑差异关联的特定强项会更显著地表现在拥有轻度到中度症状的患者身上，而对没有这种大脑差异的人或者重症患者来说，特定强项反而表现得不够明显。在孤独症谱系障碍的这条倒 U 形曲线上，能力和缺陷的跨度尤其广。要说孤独症的每一种症状都伴有积极的一面，则是对该病的漠视，也是不正确的。毫无疑问，一些孤独症谱系障碍患者遭受的只有不良影响，包括严重的认知障碍。它和双相障碍及临床抑郁症等大脑差异一样，智力程度会严重影响个人成就——其症状的严重程度和任何能被描述为毅力的无形品质一样，会对个人成就造成影响。马特·萨维奇小时候曾对声音表现出强烈的执着和敏感，如今他形容自己仍在社交关系中苦苦挣扎，他也受益于早期干预和巨大的家庭鼓励，以及显著的音乐天赋和智力天赋。

乔治·华盛顿大学助理教授、儿童孤独症专家格雷格·华莱士说："过去人们认为，孤独症必然意味着智商低下，由此会导致学习困难。但现在我们明白这个观念不对。你可能会因患孤独症而出现缺陷，因为你无法直视别人的面孔，所以很难读懂别人，你的行为刻板、身体动作重复、双手不停甩动，但这些都不意味着你的智商不高。"[16] 即使有些人的智商低于平均水平，它"也只是衡量事物的一种方式而已，不能以偏概全"。

马特·萨维奇当然是杰出的人。相信孤独症患者可以有所作为并取得伟大的成就是完全现实的，也是明智的。新的统计数据表明，近一半的孤独症谱系障碍患者的智力处于或高于平均水平，并且随着孤独症谱系障碍患者在人口中的比例不断上升，我们有充分的理由鼓励孤独症谱系障碍患者充分参与生活的方方面面，无论是学术、工作，还是社会交往。对于孤独症患者来说，这可能是一条充满挑战和困惑的道路，但这段旅程将使所有人获益。

孤独症谱系障碍患者面临的挑战

与阅读障碍和注意障碍患儿一样，孤独症谱系障碍患儿在学校里面临的挑战之一是期望在每件事上都表现得同等出色。然而，孤独症谱系障碍患儿的表现往往并不均衡。耶鲁大学医学院儿童神经科学实验室主任凯文·佩尔弗雷表示，"一般来说，没有孤独症的智障儿童会全面出现智力缺陷，而孤独症儿童通常会表现出，例如，语言和空间功能之间不寻常的割裂。没有人知道其确切的原因。这是孤独症谱系的一部分"。[17] 格雷格·华莱士将这种现象描述为"散布"。在孤独症谱系障碍患儿身上，可能"有一部分十分优秀，而其他部分存在严重缺陷"。

此外，我们不能像以前那样，设定孤独症儿童都会更擅长数学或空间方面，又都不擅长语言表达。佩尔弗雷指出，"许多患者的语言能力强于空间能力，正如许多患者的空间能力强于语言能力。如果通过智商测试来分解这个现象，你就会发现，他们大都处于极端情况，很少有人处于中间地带，而且两个极端情况的分布人数大致相同"。表现出更强语言能力的孤独症谱系障碍患儿通常会被诊断为患有阿斯伯格综合征。"他们的语言表达能力很强，但这不是社交意义上的。他们会用丰富多彩的词语向你谈论他们感兴趣的事情，但听众是否感兴趣，他们似乎不敏感。因此他们有严重的社交障碍，但他们会通过高语言智商掩盖这一点。"

因此，传统的智力测试并不是测量孤独症谱系障碍患者能力的可靠指标。但是，在评估每个孩子的认知能力时，将这些广泛的能力差异纳入考虑范围是很重要的。佩尔弗雷认为，认知评估有助于向父母描述清楚孩子的资质。"例如，我们经常发现患有孤独症的孩子会有非常好的记忆能力。因此我们可以说：'你的孩子有这些强项，你应该在对其施加干预时利用这些强项。'关注弱点并努力改进弱点也是可以的，但是不要忘记优势。成功的人生就是找到适合自己优势发挥的地方，并寻求突破。"

当然，我们所说的"成功的人生"的含义是多种多样的。对于孤独症患者来说，成功就是实现一定程度的独立。对于像马特·萨维奇这样10%的具有专长能力的孤独症患者来说，成功可能意味着更多。[18]专长能力，也就是以年龄或训练水平为评价基准、远高于平均水平或正常水平的能力，在孤独症患者中的发生率比在任何其他人群都高得多（10%的孤独症谱系障碍患者对比1%的总人口）。我们不知道为什么会这样，但这可能就是孤独症谱系障碍患者的优势。根据佩尔弗雷的说法，"'学者'意味着你有一种独通一行的能力。学者的智商很高，但他们与众不同的是对兴趣的极度专注和付诸实践的强烈意愿"。换句话说：动作持续。有一种理论认为，孤独症谱系障碍患者的"大脑

第七章　关联性

实际上具有更强的可塑性。而形成这种闭环的能力是支持他们动作持续的基础。孤独症在很多方面都是正常发育过程的延伸。因此，它可以被视为一种优势并非没有道理。有一个非常合理的假设，就是患有孤独症的孩子较之常人会在更长的一段时间里具有不同寻常的可塑性，这让他们一时无法专攻一行，但人类的适应性也恰恰得益于此。只是它在患有这种疾病的孩子身上更加肆无忌惮而已"。

值得注意的是，当孤独症患者的大脑具有这种循环往复和重复行为的倾向时，他们也在体验一种快乐。许多成年人目睹了孤独症儿童的重复行为（比如一遍又一遍地组装复杂的玩具火车轨道，或无休止地演奏同一串音符），会消极地将其与思维紊乱联系在一起，但孤独症谱系障碍患儿往往会因这种重复得到安抚，被它吸引。这种愉悦和舒适的感觉会为他们的专长发展创造更多的可能性。佩尔弗雷指出："当动力和多巴胺涌向所有神经元并在奖励中心产生共鸣时，大脑可塑性就得到了最好的发挥。这是关键。而很多为成为一名专家而投入大量时间的人却忽视了这一点。你为了不喜欢的事花再多时间，也只能有所进步，但我敢说，你无法成为专家。在这些孩子身上，多巴胺实际上润滑了让这些特长能力形成并固化的神经突触。你对它抱有梦想，你在思考它，你在实践它。你投入多少时间都在所不惜，因为这是你喜欢做的事。"

为了鼓励和帮助孤独症谱系障碍儿童精进专长，并让他们在主流学校环境中取得成功，我们需要允许他们沉浸在自己热爱的东西中。不幸的是，一些学校的环境好像针对的都是孩子们最不擅长的，而非最擅长的。正因为如此，一些身处特殊教育环境中的聪明孩子没有得到应有的智力刺激，这些刺激本可以让他们潜在的天赋得到发挥，使他们成年后拥有成功的人生。高功能孤独症谱系障碍患儿的父母会陷入两难境地。一方面，他们的孩子有严重的社交障碍，别人让他们偏离常规时，他们会感到深深的焦虑。另一方面，父母希望鼓励孩子挑战自己的极限，并克服困难。对此没有唯一的正确答案，事实上也没有唯一的答案。合适的学校环境也有可能随着时间的推移而改变。马特·萨维奇接受家庭教育前，既上过私立学校，也上过公立学校，之后，从五年级到高中一直在家接受教育。他通过高考后，自己决定要上大学。

对于父母来说，为他们患有孤独症谱系障碍的孩子找到合适的学习环境需承担巨大的压力。似乎每一个选择都会牺牲其他一些重要的东西。若让孩子上特殊学校，他们会感觉学术上有限制或感到羞耻，而他们又害怕主流的教育环境压力太大，整齐划一的规矩太多。患有各种大脑差异疾病的孩子的父母感觉自己的全职工作就是为孩子代言。这份工作没有尽头。它需要时刻保持警惕。合适的学校环境理应随着时间的推移而变化，因为干预会起到非常好的作用，对高功能孤独症谱系障碍患儿来说更是如此。对患儿来说，我们的目标是为他们提供灵活性，这是他们自身因缺乏灵活性所需要的帮助。

对于患有孤独症的儿童和成人来说，这个世界可能令人困惑。因为孤独症谱系障碍患者是少数，他们被期望遵守非孤独症的人设定的礼貌和社交行为标准，而不是反过来。即使是高智商的孤独症谱系障碍患者，在学校和工作中也会遇到困难，因为错综复杂的人际交往对他们来说如此神秘。

第七章　关联性

患有孤独症谱系障碍是一种什么感受？马特·萨维奇为我们提供了动情的洞察视角。"当我还是孩子的时候，一遇到应付不了的事情，我就会大发脾气。有时我会很积极、很欢快，但过一会儿就会生起气来。那种感觉不是失望，不是沮丧，甚至不是悲伤，只是愤怒。没有中间地带。我不知道如何体会其他的情感。每件事都是如此，无论我感受到的是快乐还是其他情绪，好像这种情绪就永恒不变了，这是美妙的，我就知道这个。思想或情绪是可以改变的，它们是灵活的，人也是微妙的，而非一成不变的、刻板的，这对我来说是社会交往中最难的部分。"

马特·萨维奇在 24 岁前的所有人生都在学习如何与非孤独症人群相处。无论是在学术环境中还是在他选择居住的喧嚣都市里，他每天都要和形形色色的人打交道。他为自己在社交场合挑战自我的能力感到骄傲，但这依然是件很难的事情，让他精疲力竭。"我经常感到身体疲劳。"每到这个时候，他就需要让自己休息一下。"我会去看看别的东西，而不是盯着和我说话的这个人。这种事经常发生。我只想看看窗外。当我累了的时候，我就对社交技能或人提不起任何兴趣。"

他认不出别人的脸，也叫不上别人的名字（在识别书面名字上，他遇到的困难小得多），这也会让他感到尴尬。他学会了承认自己的困难，而不是为此感到羞愧。"在刚进入伯克利音乐学院和曼哈顿音乐学院时，这种情况经常发生。我经常把人搞混。我会跟一个朋友打招呼，以为他是另一个人。有时候，我还得为此去澄清。这糟糕透了。他们也许是发型不同，或者我只是和另一个人在一起的时间比跟这个人的多。现在我觉得不用解释了。我会直说我不擅长认脸。"

孤独症谱系障碍患者会经历社交焦虑，这很正常——想象一下，你处于一个经常会害怕失去社交线索的世界里。这种高度警惕对萨维奇来说既有好处也有坏处。他是一个完美主义者，又缺乏灵活性，这意味着日程安排会给他带来很大的压力。他在一所孤独症谱系障碍儿童学校担任音乐教师，既要任教，又要处理他自己的音乐会和录音室的工作，"我总是忐忑不安，要确保所有要完成的工作都完成了，才能完全放松"。缺乏灵活性这一点实际上助长了他的完美主义，让他很难同时处理多项任务，而这正是我们越来越希望做到的一点。"我会专注于做一件事，有时也会同时做另一件事，但不会像我希望的那样一丝不苟。我很难敷衍了事，因为我觉得无论是对我还是对别人来说，这都是软弱的表现。"

人类的不可预测性依然让他难以忍受。当他发出去的邀请尚未得到确认而一直延期时，他会感到沮丧。人们会口是心非，这一点也让他非常纠结。"这是一个很大的困惑点，尤其是在大学的头几年，因为周围有太多人了，你永远搞不清楚他们想说什么。大学的第一顿晚餐，有几个人在谈论性，我花了很长时间才意识到，人们很多时候并不是真的在谈论字面上的社交，不仅仅是恋爱、约会、性等，而是在规划他们的生活，就像规划他们的工作一样。总之，我很难判断人们的真正意思。"

无论是在工作场合还是在社交场合，萨维奇都在不断磨炼他对世界的情感反应，这在某种程度上既令人心酸又令人印象深刻。他正在学习掌握一些灵活性，同时也在寻找他可以信任的人。"我年轻时认识的很多音乐家仍在寻找自我，很多事情是无法规划的。你必须找到可靠的、愿意与你共事的人。"也许最可喜的是，萨维奇强烈地意识到，生活不仅仅是工作和音乐。"从我记事起，我就一直在玩音乐。我认识的很多孩子都是出色的音乐家，但他们直到高中才开始学音乐，他们曾有生活中没有音乐的时候。而我从来不知道还有这样的生活。很多时候，我会想方设法远离音乐，别让脑子里只有音乐。我只想和朋友们出去逛逛，看看这座城市。"

权变措施

马特·萨维奇的例子很有启发性，它说明早期干预可以对聪明而有天赋的孤独症谱系障碍患者的生活发挥积极的作用。目前还没有已知的单一疗法是对孤独症儿童最有益的。在萨维奇的案例中，听觉整合疗法产生了最深远的积极影响。也许最明显和最大的影响出现在他的职业生涯里，但比他的音乐成就更令人印象深刻的是他的个人成就。他在 20 岁出头时就表现出作为一个人的非凡的自我意识，而不是作为具有大脑差异的特殊人群的自我意识。

孤独症谱系障碍患者的父母和其他亲人面临的挑战之一是如何突破患者的极限。考虑到孤独症谱系障碍患者生性刻板，又对社交极度不适，促使他们灵活变通并积极参与社交到底是有益还是有害呢？养育任何孩子都需要在参与和放手、提供监护和允许独立之间保持微妙的平衡。养育一个患有孤独症谱系障碍的孩子让保持这样的平衡变得更具挑战性——父母既有要保护孩子和尊重孩子的差异的愿望，也有为了让他们迎接更广阔的世界做好充分准备的责任。黛安·萨维奇接受了马特这个挑战，但她把挑战控制在一个令人舒适的范围内。因此，正如前文提到的那样，她仔细观察了马特，并了解了马特喜欢玩积木后才尝试和他一起玩。她为他寻找与其他音乐家一起演奏的地方时，选择了一个较小、不那么令人生畏的环境作为起步之处。当马特的强烈愿望是直接演奏一整首曲子，而不是一点一滴地努力学习时，她也同样审慎地施加了压力。她说，她也不知道这种小心施压的方法到底能不能算是一种方法，她只是觉得这是一种好的育儿方式。她在以她所知道的最好的方式养育孩子。

虽然黛安实际上是在逐渐试探马特的极限，但值得注意的是，马特并没有强调感受到来自父母的任何特别的压力。他从10岁起就接受家庭教育，16岁时，他自己决定离开家去上大学。他天生善于做规划，于是前往位于波士顿的伯克利音乐学院上学，在那之前，他从来没有安排过自己的生活，也没有规划过预约日程。他知道制定一个系统会让生活运转得顺畅些，于是他开始在电脑上使用日历程序，而且直到现在，他仍然在使用这个程序。大学毕业后，他决定去纽约市读研究生，进一步挑战自己。他每天都在不断挑战自己，同时也会非常注意自己对于安静和休息的需求。

根据格雷格·华莱士的说法，重要的是要记住，并不是高功能的孤独症患者不能进行社交互动，而是"他们会很挣扎，也会很辛苦。举个例子，我曾经和一个非常聪明的孤独症谱系障碍患者交流，我们聊了很久，相谈甚欢，他非常善于表达，非常聪明。我的天！他比我聪明多了，这一点毋庸置疑"。后来，这个病人对他说，在他们进行了一次十分投入的长谈之后，"我回到家，整晚不想再跟任何人说话。我只是需要个人空间，需要安静"。正如华莱士所说，正因这位病人非常聪明，工作非常努力，

第七章　关联性

还善于表达，所以他"看起来非常圆通、随和。但这其实非常费力，而且对于其他人来说是舒服的事，对他而言却不是"。

每当马特·萨维奇因为社交计划被取消感到失望时，运动就会帮助他应对这种挫败感。"我甚至不喜欢运动，但它让我变得更强壮。它并不会减少我的压力，但会分散压力，让我对其更有准备。"他还会特别保护睡眠和私人空间。虽然他在努力变得灵活，但他只能做到或者说妥协到这一步。对他来说，说出"我需要这样做"这句话变得比以前更容易了。萨维奇对他自己，对继续前进需要的付出，对拥有想要的生活需要的努力，都表现出了极大程度的接纳。查理·巴纳科斯是萨维奇一生中重要的钢琴老师，后者在11~17岁曾跟他学习，"他真正教会了我如何脚踏实地，如何不忘乎所以"。令人难忘的是，巴纳科斯给了萨维奇一套《伊索寓言》。萨维奇最喜欢的故事是《狐狸和葡萄》，"其寓意是，如果你得不到某样东西，你就会轻易地厌弃它，当时我完全不理解，但这千真万确。你不能什么都做，什么都浅尝辄止，要做就必须全力以赴，不怕困难"。现在他给孤独症儿童的父母的建议是"从长远考虑。有些事情对一个年幼的孩子来说可能很难，但它们在未来作为一个成年人的社会生活组成部分可能是必要的"。

在攻读研究生期间，萨维奇在曼哈顿的麦卡滕学校向孤独症儿童教授音乐。与他自己处于同龄时相比，这些孩子不属于高功能患者，但他在他们身上看到了一个共同点：学习音乐强化了他们刻板刚性的倾向，以及按特定顺序一遍又一遍地做事情的喜好。这是个很好的例证，说明了该如何帮助孤独症谱系障碍患者培养真正有效的对事物的持续行为。

凯文·佩尔弗雷说:"我认为(很多人都相信)你的大脑只有这么大的容量,如果它都被火车时刻表、计算机算法、下棋或画画填满了,那就所剩无几了。但事实并非如此。没有神经科学支持这一点。据我们所知,人类可以掌握的(专业领域)没有数量限制。所以我会对患儿的父母说:'赞美这些优点,为孩子找到发挥优点的机会,不要担心它们会占据大脑的空间。'"

许多父母担心,他们的孩子乐此不疲的那些持续行为——比如玩电子游戏或重复观看电影——可能会阻碍或取代他们的社会交往。然而,在某些情况下,持续行为可能是建立连接的途径。起初,马特·萨维奇发现爵士乐的重复乐句令人着迷,他喜欢这种重复,仿佛可以无限地继续。渐渐地,他对音乐的精通也成为他与世界上说着同样音乐语言的人们接触的方式。从那时起,他开始接触音乐之外的世界。当然,萨维奇是一个极为突出的例子,但同样的情况也适用于患有更严重的孤独症谱系障碍的儿童。作家兼记者罗恩·萨斯金德写过一本回忆录,名为《生活,动画》,讲述了他与自己患有孤独症、寡言少语的儿子欧文如何通过迪士尼电影和与欧文心有灵犀的人物来建立情感的故事。[19] 欧文6岁时,萨斯金德利用《阿拉丁》中的人物伊阿古的手偶开启了父子4年来的第一次对话。萨斯金德用卡通人物的声音问欧文:"你感觉如何?"欧文回答:"我不开心。我没有朋友。我听不懂人们在说什么。"这第一次对话让整个家庭和欧文的生活发生了彻底的转变。慢慢地,萨斯金德和他的妻子发现,当欧文用他心爱的卡通人物的声音说话时,他就能够表达他平时无法表达的情感。萨斯金德将他们与迪士尼人物的合作称为"亲和疗法"。

和人类面孔比起来,许多孤独症儿童更喜欢卡通面孔。特别是对于有语言障碍的儿童来说，逻辑清晰明了的迪士尼电影是他们理解言语表达的第一步。华特·迪士尼最初要求动画师做到，即使没有声音也要让观众看得懂影片。现在，影片可以一遍又一遍地重播，甚至是一帧一帧地重放，像欧文·萨斯金德这样的孩子可以持续重复观看他们喜欢的片段，与此同时，解析其意义并内化情感，从而产生积极的效果。

凯文·佩尔弗雷说，对于被动画片吸引的孩子来说，"这些影片能为他们在社交世界导航。他们会把事物与自己看过的影片联系起来。这很好，这就是他们的策略。而我则帮助他们执行这个策略，做他们已经在做的事情，只不过要做得更好，更有适应性"。比如，他会帮助孩子学会"不一定要和遇到的每个人谈论迪士尼影片。但如果你发现对方也喜欢，那就聊好了。机不可失。我还借此作为帮他们看清社交线索的学习机会。比如，你有没有注意到那个人在看表？或者他们在说他们要去赶下一场约会了？这个时候，你就要停止谈论形形色色的电影并跟他们道别了"。

佩尔弗雷说，父母往往会在弱点上过度做文章。"使蛮力不管用，诸如'你必须看着我，你必须参与社交活动'。这两套系统互不啮合。但是如果你能与这个系统啮合传动并利用它来教授社交常识，那么你就有机会了。"佩尔弗雷并不是贬低学习社交技能的重要性，但他将其与运动做了比较。"如果你 80% 的时间都花在体能训练上，那你肯定会受伤，也不会有什么成效。我认为对这些孩子来说，用 20% 的时间来关注他们的弱点，80% 的时间帮助他们将自己的优点善加利用，这个平衡就恰到好处了。我不想对此盲目乐观。有时候确实会徒劳无功。但我们必须思考，为什么这些特征会遗传？为什么它们能在进化中幸存？恰恰是这些让我们的大脑极其脆弱、容易受到神经发育障碍的损伤的东西，使我们变得非常聪明，有人性，具备适应性。否则我们就会像鲨鱼一样，一切像被植入了编好的程序。你不会见到患孤独症的鲨鱼。"

孤独症谱系障碍患者的大脑天赋

我们对大脑的整体运作机制知之甚少，更不用说能力和缺陷之间微妙的相互作用了，所以也不可能对为什么孤独症患者在学者中所占比例如此之高做出明确的解释。格雷格·华莱士承认："目前还没有定论。我们在神经成像方面的研究非常有限。最显性的原因仍然相对稀少。另一个更实在的原因是，这方面的研究往往得不到资助，因为人们对解决问题更感兴趣，他们把重点都放在了问题或困难上。"

证据比我们想要的少，但足以让我们得出一些结论。华莱士明确指出了孤独症与专项才能之间的联系。"孤独症谱系障碍患者往往都有特定的或限定的兴趣范围，这是有大脑基础的。"正如研究反复表明的，这种大脑基础与一个弱点密不可分：人脸识别。大脑发育成熟的人通常都是"人脸专家，因为我们每天都在不断地进行人脸识别和人脸处理。我们会看着彼此的脸、彼此的眼睛，互相交谈"。一些孤独症谱系障碍患者的面部识别障碍，以及他们表现出的敏锐的图案识别能力，不太可能是巧合。"有个区域，颞叶的下表面（专门负责人脸识别），与用于（发展）专门知识的大脑区域相邻。"华莱士说，在孤独症患者的情况中，这"有助于解释他们专门用于面部识别的大脑区域遭到的侵蚀"。从理论上讲，这就是为什么孤独症患者在人脸识别方面很糟糕，但在其他类型的图案识别方面却表现得很出色。在复杂的图案中看出规律，对于一些孤独症患者来说驾轻就熟，就像我们其他人区分面孔一样。"孤独症患者更擅长看见森林中的树木，而不是只见森林不见树木。这并不意味着他们看不到森林，只是他们倾向于首先看到树木。这是发展特定技能的基石。"

过去，存在这样一种倾向，认为孤独症学者技能高超，但缺乏独创性。临床医生、学者症候群专家、《孤岛天才》一书的作者达罗·特雷费特最初开始研究孤独学者时认为，作为一个群体，他们"在情感上平淡单调，不太有创造力"。[20] 然而，这些年来，他看到了孤独症学者充满创造力的重要证据。"通过长期跟踪孤独症学者，我发现了一种转变。从简单重复到即兴创作，再到原创，我在许多孤独症学者身上都看到过这种连续转变。"这种转变在马特·萨维奇的故事中也显而易见。从沉迷于冗长重复的爵士乐曲到即兴创作，再到原创音乐，他的音乐生涯也经历了这样的演进过程。

埃斯特·布罗考把自己描述为"一个未经训练的艺术家"，她是孤独症谱系障碍患者中一个突出的范例，她具有学者级别的图案识别能力，并会利用这种能力创造性地表达自己。[21] "小时候，我在国家美术馆看过印象派画作。我非常仔细地研究了这些画。我背着手，这样我就可以站得离画作足够近，因为我想看清楚画家是怎么画的。我看清楚了每一个笔触的细节。每一笔都很重要。近距离观看它跟远距离观看一样有趣。一切都是一种图案。"

布罗考直到 2004 年 44 岁时才被诊断患有孤独症，但她的社交障碍在很久以前就很明显了。"我在社交方面有障碍。我笑和说话都很大声。"还有人说她"面无表情。人们经常看着我说，'笑一笑'。要知道，我觉得微笑不是社交必需的。我会在我想笑的时候笑，而我知道我要在工作中微笑。我说话毫无语调起伏（这常与孤独症相关），走路的时候总是往下看。很多小事情必定把我归入了孤独症一列，但我从来不知道孤独症是什么"。

她在学校的表现很好。"我成绩很好，但我从不学习。学习是你们的事，不是我的，那是我的笑话。如果我不学习还能得 A 和 B，那我为什么还要学习呢？"她的数学特别好，但是她很难迎合他人的期望。"我在数学上遇到了麻烦，因为他们对我不交作业很不满意。可我的问题是，我以为你们都知道我在说什么，要干什么，我已经往前跳了好几步。"大学毕业后，她做过各种各样的工作，其中一份是修屋顶。"你想到一个屋顶的样子，它就是一幅图。"这份工作很吸引她，尽管在达拉斯烈日下的屋顶上暴晒极耗体力。她还做过销售，这不是一个有社交障碍的人会立即想到的适合的领域。然而，对布罗考来说，从事销售工作最大的挑战不是社交能力，而是需要保持真诚。"孤独症学者是由他们的激情、兴趣和爱驱动的。所以，如果你让我推销的是我不相信、不喜爱的东西，就行不通。"一旦信任自己销售的产品，她的工作效率就会非常高。

30 多岁时，布罗考的身体状况很糟糕，她把自己非凡的数学技能应用于学习波段交易和日间交易。她完全没有受过训练，但很快就成功了。"我经常在网上和我认识了 20 年的交易员们聊天，他们不会问我市场走向，只会问我什么时候会走到某个位置。其他交易员想知道我是如何预测走向的，而我一直告诉他们这就是规律。他们看的是指标，而我看的是规律。比如，我重复

第七章　关联性

跟你说，ABCDEFG，ABCDEFG……然后我说 A，你就会接着说 BCDEFG。对我来说也是一样。在我看来就是这么简单。但他们看不到这一点。这件事对其他人来说就不那么简单了。"当然，布罗考对市场的判断也有出错的时候，如果发生了这种情况，那就是规律被打破了。"市场会照着它本应该发展的走向反其道而行之。当出现这种情况时，短期来看，所有人都是错的。波动是不可预测的。"

与许多孤独症患者不同，布罗考很健谈，也不厌倦人际交往。作为一名股票交易员，她与其他交易员在聊天网站上建立了严格的口头关系和分析性关系。她与这些人素未谋面，但与他们交谈、互动、交换意见显然让她感到满足。正如黛安·萨维奇在谈到她的儿子马特时所提到的，这种社交活动发生得更容易、更让人舒服，因为它是围绕患者感兴趣的主题展开的。

虽然布罗考的视觉很敏锐，但她开始认真画画是在她女儿伊莎贝尔出生后。她的第一幅油画作品画的是她熟睡中的孩子，她用的是"5 美元的入门油画套装和一块便宜的画布"。画作完成后，她和丈夫认真地端详画作，两人说了同样的话："我对艺术一无所知，但我喜欢它。"从这第一幅画开始，她的作品就受到了广泛的赞誉和关注。

布罗考对每一笔都很着迷，她的风格令人想起她小时候喜欢的印象派画家。她给自己的画作拍照，并进行了 400% 的放大，然后检查每一笔的图案。"因为每一笔都有丰富的色彩，每一笔都有我想看的东西。我在谈论我的画作时，会把它们当作色彩图案来谈论。所以当你看我的画时，你会看到画中的色彩图案。"

看见不同

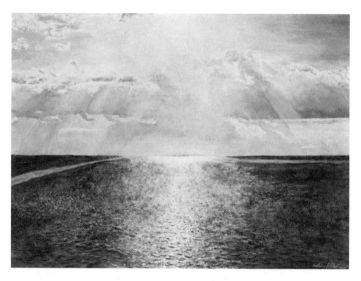

《觉醒》，埃斯特·布罗考

　　布罗考的女儿4岁时被诊断患孤独症谱系障碍，她在视觉上也很有天赋，对动画很感兴趣。"她学习了所有的动画节目，还创作了自己的角色，叫伊兹，她很搞笑。我女儿很有幽默感，才华横溢。"当女儿模仿他人角色而不是创作自己的人物时，布罗考会小心地向她指出来。"如果她画的不是她自己的角色，我会让她写上米高梅（电影公司）或华纳兄弟（娱乐公司），或者该角色的其他所有者。如果是她的原创，她就可以签上自己的名字。从她很小的时候起，我就尝试对她的原创予以赞赏，并向她展示不同之处。"通过这种方式，布罗考在引导她的女儿完成专家达罗·特雷费特所描绘的孤独症学者的进阶之路：从重复到即兴，再到原创。

　　在讨论孤独症谱系障碍患者大脑的特定天赋时，人们很容易只关注他们的学者能力，但大多数孤独症谱系障碍患者并不是孤独症学者。就像所有的大脑差异一样，在最极端的情况下，孤独症的症状可能会压倒任何内在强项。然而，对于那些受影响程度较轻但缺乏学者水平能力的患者来说，重要的是要记住，这种滋长学者能力的大脑差异存在于每个孤独症谱系障碍患者的体内，同样的优势也可以在不同程度上得到利用。记者加雷斯·库克在《纽约时报杂志》上发表了一篇名为《孤独症优势》的文章，讲述了托基尔·索恩的经历。索恩辞去了丹麦最大的电信公司技术总监的工作，创办了自己的公司，名为 Specialisterne（丹麦语意为"专家"），该公司是一家为患有孤独症谱系障碍的工人——尤其是技术领域的工人——提供服务的职业介绍所。[22] 他这么做是受自己的儿子拉尔斯的启发，拉尔斯被诊断为孤独症谱系障碍患者。在这篇文章中，库克写道："在父亲看来，拉尔斯不寻常的技能比他的身体缺陷更突出。而这些技能，比如高度专注和认真执行，正是索恩经常在自己的员工中寻求的。"类似数据输入和软件测试——需要重复工作，神经正常的人会觉得很难胜任，因为它需要持之以恒的一致性和准确度——都是孤独症谱系障碍患者信手拈来的事情。索恩的理论是："孤独症患者不能仅仅保住一份工作，还要成为某项工作的最佳胜任者。"

孤独症谱系障碍患者如何健康发展

幼儿在 18 个月大时就有可能被诊断患孤独症，但典型的诊断年龄要大得多。在某些情况下，这是因为明显的症状要到孩子长大一些才会显现，就像罗恩·萨斯金德的儿子欧文一样，他起初看起来发育正常，但后来却不说话了。而在其他的一些病例中，诊断延误是出于患者或其家人对疾病的抗拒，这是完全可以理解的。一个幼儿被诊断患孤独症谱系障碍就相当于被判处了无期徒刑。但是，早期干预的积极影响怎么夸大都不为过。马特·萨维奇就是一个突出的研究案例，它说明了早期干预对高功能孤独症患者的巨大益处。即使是针对症状更严重的儿童，也许尤其是对这类儿童，包括认知延迟，干预也可能是有效的。由于大脑具有可塑性，致力于发展语言技能和社交能力的互动疗法可以帮助孤独症儿童理解周遭的世界，进而让周围的人理解自己的需求。孤独症是无法治愈的，但如果给予患者正确的支持和鼓励，结果可能会大不相同。

孤独症儿童的父母可以从黛安·萨维奇的例子中有所收获，她会仔细观察自己的孩子，明确他被什么样的活动吸引，以及他喜欢这些活动中的什么方面。也许是来自颜色、纹理、移动或声音的刺激。父母应该注意孩子是如何使用玩具和其他物品的。这样，父母就可以通过孩子的兴趣与他们交流。黛安在马特很小的时候就这样做了——他第一次对搭积木感兴趣时，黛安就研究了他的方法并加以模仿。最终，通过对他的兴趣的密切关注，黛安创造了让马特开启音乐生涯的机会。

根据伦敦国王学院研究人员的说法，"无论是孤独症儿童还是患阿斯伯格综合征的成人，他们的教师都需要考虑到超系统化不仅会影响孤独症谱系障碍患者的学习方式，还会影响对他们的评估方式。智商测试项目、论文和考试题目都是为'神经正常'的人设计的，而孤独症谱系障碍患者有可能得分为零，但他们的知识实际上比大多数人更丰富、更广博，理解得更深刻。他们处理信息的速度较慢可能是因为要处理的信息量太大了"。[23] 父母、教育工作者和雇主有责任为孤独症谱系障碍患者创造精进技能，并将能力发挥到极致的机会，无论这意味着是像马特·萨维奇一样为新加坡总统演奏，还是找到一份令人满意的应用程序测试工作，或是能够独立生活，与周围的人交流思想和感受。帮助患有孤独症谱系障碍的儿童和成人发挥他们的优势，找到他们的专长，为他们提供生活框架，对整个社会都有好处。

学者症候群专家达罗·特雷费特相信，每一位孤独症患者，无论症状多严重，身体里都有一个"完整无缺的小岛，我们的工作就是发现它、培养它、鼓励它、强化它"。事实上，他的理论是，既然平板电脑技术让哪怕语言能力最低的孤独症患者也能进行交流，那么我们就能发现更多的学者天赋。就目前而言，我们倾向于根据语言表达能力来判断智力和潜能，但这种关联在孤独症患者身上是脆弱的、不可靠的。"我认为，如果你开始探寻，找到那个闪光点的所在，然后关注它、培养它、加强它，那么我们会发现更多出众的能力。"

这需要超越狭义的期望，这是孤独症谱系障碍患者每天都要面对的任务。马特·萨维奇第一次走进爵士乐俱乐部时——也许在那之前很久——他就已经在这样做了。从那以后，他走过的路好似充满奇迹，但事实并非如此。他付出了巨大的努力。作为一个思维方式与众不同又全情投入的成年人，他很清楚让他人接受的思考方式或感受方式不止一种。"每个人的想法都很不一样。我的想法也不同，但我付出了巨大的努力才有了今天的模样。有时候我都忘了自己有多努力。"

人类是一种适应性很强的生物，临床医生和研究人员热切地站在探索的峭壁边缘，急于了解我们大脑的能力，以及它们可以如何被改变。马特·萨维奇还是个孩子的时候，和许多孤独症儿童一样，有着刻板和重复行为的倾向。他痴迷于过山车，喜欢阅读有关它的书，并把透彻了解过山车作为自己的使命，尤其是真正的大型过山车。"我12岁左右的时候，终于决定去坐一次小过山车，坐了之后，我感觉累极了，很紧张。"尽管他喜欢大型的"疯狂"的游乐设施，但他认为自己没能力驾驭它，承受不了那种刺激。然而，最近情况发生了变化。在一次去佛罗里达的旅行中，他鼓起勇气坐上了大型过山车。"这个游乐项目叫作'无敌浩克'。它不是慢慢地上坡，而是把你弹射到最高处，让你头冲下直落，就这样头冲下俯冲至少6次。疯狂至极。"

他不再害怕坐过山车了。"我只是突然开始了一场惊险刺激的狂欢。现在我是过山车的超级粉丝。部分原因是它能让你摆脱一切束缚，摆脱物质世界，摆脱恐惧，摆脱地心引力。还有部分原因是这一切一气呵成。这种新的过山车——虽然它让你头冲下俯冲，而且是个庞然大物，但整个过程一气呵成——比那种旧的木制过山车顺滑得多。"萨维奇对自己为何喜爱过山车的描述值得注意：从摆脱束缚到一气呵成。这是频谱的两个极端，萨维奇不仅拥有了两端，还掌握了两端之间的一切。

第七章　关联性

第八章

思维差异的未来

不存在那么明确的分类：这是正常的，那是不正常的。

——托马斯·英塞尔，

美国国家心理健康研究所前所长、人脑连接组计划前负责人

托马斯·英塞尔是一位精神病学家、神经科学家，也是美国国家心理健康研究所的前所长，该研究所是人脑连接组计划和奥巴马总统"脑研究计划"的领头机构。[1]人脑连接组计划的研究人员目前正在对 1 200 名年龄在 21~35 岁的健康人的大脑进行扫描，其中包括 300 对双胞胎，以研究它们的结构和功能连线——如英塞尔所描述的，"大脑在休息时是什么样子的，当它从事特定活动时又是什么样子的"。

到目前为止，研究人员最引人注目的发现之一是，即使是健康大脑也存在广泛的差异。心脏或肾脏细胞执行着固定且容易确定的功能，而且这些功能不会因人而异，但健康的人类大脑却并非如此千篇一律。我们不能总是成功地将特定功能归因于大脑的特定部位，甚至不能说大脑在每个人那里都发挥着相同的功能。这意味着，虽然医学将焦点自然而然地放在了大脑疾病上，例如，寻找抑郁症或精神分裂症患者的大脑在结构上或化学上可能出现的问题以及如何治疗，但我们对正常的大脑是如何运作的几乎一无所知。这无异于在不知道健康心脏是什么样子的情况下评估心脏病。

英塞尔和他在监督人脑连接组计划开展情况时领导的团队，对生物学和实际体验之间微妙而神秘的相互作用刚刚开始有一些了解。"我们知道的是，经验驱动了大脑内部的连通性。这就是我们所说的可塑性。所以你学弹钢琴、拉小提琴或学习一门新语言时，它会从根本上改变大脑连线，你在脑部扫描中能清楚地看到这一点。不太清楚的是，我们每个人都有的与生俱来的大脑连线是否也会驱使你获得某种体验。"

英塞尔的儿子就是这种相互作用的优秀范例。英塞尔的儿子现在已经成年，他在孩童时期被诊断为阅读障碍。事实上，他的阅读障碍非常严重，以至于他从 7 岁开始就要去特殊学校学习。在学校里，老师们发现，"他们每天会花 8 个小时以分清字母 B 和 D，然而一天过去了，他还是分辨不出来。他的大脑无法处理这些信息。所以这是天生的，对吧？无论他在对比字母 B 和 D 上有多少经验，他还是分不清。这就像在盲人面前放一本书让他读。他根本看不见，他的大脑连线方式不允许他读书"。

与此同时，"有很多事情他可以轻松做到。事实上，有些事情对他来说可能比对周围其他人来说都容易。他有惊人的听觉记忆。我们很长一段时间都不知道他有阅读障碍，因为他能听到别人念给他的东西，会记住并背诵它，他可能只是假装不会。所以直到他要在课堂上朗读，没有人先读给他听时，我们才意识到他有问题。那么，那些大脑无法区分 B 和 D 的人，他们的大脑连线方式是否同时让他们更容易做其他事情，比如记住他们听到的一首诗或一段音乐？"由于大脑和心脏的工作原理不一样，我们还无法指着一组确切的细胞或通路说，是的，你看，就在那里，这就是字母识别和听觉灵敏度之间的连接。但就英塞尔的儿子和其他许多为本书分享了自己故事的人而言，对英塞尔提出的问题的回答无疑是肯定的。

创造力与倒 U 形曲线

如果我们承认，对于一些大脑存在差异的人来说，缺陷和优势之间存在联系，那么下一个显而易见的问题是，为什么有些人能够利用他们的天赋，而另一些人却不能。研究证据、经验证据和本书中提供的例子表明，处于临床医生和研究人员所称的精神疾病倒 U 形曲线极端的人，无法利用他们的大脑差异可能带来的任何天赋。然而，那些存在大脑差异但在治疗中——无论是谈话疗法、认知行为疗法还是药物干预——表现良好的人，都能表现出非凡的创造力。在这些人身上，发散思维与创造性思维产生了交汇，结果，无论从数量上还是从质量上看，产出都是可观的。在 2015 年发表于《心理学前沿》上的一篇文章中，雷克斯·荣格和墨西哥大学的一个团队对 246 人进行了一项研究，对受试者进行了一系列发散思维和创造性思维的测试。[2] 在该案例中，荣格和他的同事将发散思维定义为对一个普通物体或单一图像进行多种用途或意义的生产的过程。他们发现，发散思维量表中较高的得分与创造力相关。他们认为，这支持了"机会平等规则"，意思是，你的想法越多——也被称为"更高的概念输出"——你就越有可能具有创造力。在倒 U 形曲线上，这些个体的大脑差异使他们能够产生许多想法，这些想法不仅是原创的，而且是有用的。

加州大学洛杉矶分校的罗伯特·比尔德和肯德拉·克努森在其发表于《心理学前沿》的另一篇文章中解释了倒 U 形曲线现象，他们在文章中称，最有创造力的人并不是最健康或最具病态的。[3] 最具创造力的往往是病情温和的人。他们无论被诊断为哪种大脑差异——抑郁症或双相障碍——都能得到很好的治疗，并且可以在聚合思维和发散思维之间灵活切换。这种灵活性的例子可以在瑞典研究人员进行的一项 40 年的纵向研究中找到，该研究发表在《精神病学研究杂志》上。这些研究人员发现，成为一名作家"与精神分裂症、双相障碍、单相抑郁症、焦虑症、药物滥用和自杀的可能性增加尤为相关"。[4] 显然，患有这些大脑差异的作家的功能水平高到足以使他们创作出可以出版的作品。这些研究人员还发现，在那些一级亲属确诊精神疾病的人中，在科学和艺术领域的代表性人物特别多。[5] 这表明，这些大脑差异与创造性的动力和能力之间存在某种遗传联系。也就是说，产生小说、乐谱、创业理念和科学理论的创造力需要具备在有序思维和混乱思维之间来回切换的能力。用比尔德和克努森的话说，创造性的大脑需要在"混乱的边缘"保持平衡。[6]

创造力和大脑差异之间的基因联系触及了一个长期困扰我们的问题的核心：无论精神疾病多么具有毁灭性，它为什么没有在物种进化中被淘汰？更切中要害的问题是：为什么它仍然如此普遍？美国国立卫生研究院最新的统计数据估计，目前有 18.6% 的美国成年人患有可诊断的精神疾病。[7] 考虑到与精神疾病相关的耻辱感，以及因此产生的对寻求治疗的犹豫，实际的统计数据可能要高得多。无论如何,有可诊断的大脑差异的人都不是异类,不管整个社会怎么对他们区别以待。

为什么人类作为一个物种,其大脑差异如此普遍?戴维·多布斯在其发表于《大西洋月刊》上的文章《成功的科学》中描述了这样一种理论。[8]多布斯总结了儿童精神病学家托马斯·博伊斯的工作,后者提出了"蒲公英和兰花"的人类行为理论。博伊斯的研究表明,从神经学的角度讲,存在两种人:"蒲公英型",这类人在任何环境下都能茁壮成长;"兰花型"的要求则苛刻得多。虽然兰花很难种植,但它们一旦茁壮成长,就会美丽绽放,并会产生更非凡的结果。想想本书所引用的那些例子,比如马特·萨维奇,给予他正确的听觉治疗并让他与音乐充分接触,他就能成为一个音乐奇才。如果没有早期的干预,他可能仍然无法忍受音乐。

人类不能只靠蒲公英型或兰花型的其中一种延续。用多布斯的话来说,"这两种不同类型的气质贡献的行为多样性……为一个聪明强壮的物种在不断变化的世界里繁衍和统治提供了所需。群体中众多的蒲公英型是物种稳定性的基础。与此同时,人数较少的兰花型在某些环境中可能会表现不佳,但在适合他们的环境中却能表现出色。即使他们早年的生活困难重重,他们的一些对逆境的强烈反应——不断寻求新奇、注意力不集中、冒险精神增强或好斗——在日常生活中也会成为问题,但他们在某些具有挑战性的情况下却可能是对集体有利的,比如部落战争或是现代战争,各种各样的社会冲突,以及移居到新的环境。稳定的蒲公英型和多变的兰花型共同造就了适应灵活性,两者缺一不可。这两种类型的人共同开辟了一条通往个人和集体成就的大道"。

第八章　思维差异的未来

大脑差异治疗的未来

托马斯·英塞尔和布鲁斯·卡斯伯特在《科学》杂志发表的文章《准确地说，是大脑障碍？》中写道："在所有医学诱因中，精神障碍和药物滥用障碍成为伤残所致生命年损失的第一因素。"这对生产力的影响是惊人的。人类生命为此付出的代价是悲惨的。"世界卫生组织估计，全球每年有超过 80 万起自杀事件，几乎所有的自杀都是由精神障碍造成的。"[9]

显然，我们需要在精神障碍诊断和治疗上做得更好。英塞尔所监督的人脑连接组计划的前同事们正在积极寻找更有效的方法来做到这一点——一切从他们谈论精神疾病时的措辞开始。英塞尔和卡斯伯特在文章中写道："曾经特指'精神'方面的病症正被重新认为是'大脑'疾病，或者，更准确地说，是神经、认知和行为系统紊乱的综合征。"换句话说，我们正往偏生物学的方向去理解大脑及大脑活动所导致的行为。

英塞尔担心，目前针对由大脑差异引起的行为和体验的描述方式可能不准确。他期待着有所改变。"当有人带着绝望和忧虑来看病时，我们现在会为其贴上'抑郁症'的标签，但我们真正想问清楚的是，这到底意味着什么，他们的大脑里发生了什么，生理上发生了什么，认知上又发生了什么？导致这些症状的原因可能有很多，而他们可能需要不同的治疗方法。我们知道，好比有抑郁症病征的患者，有些人对药物反应很好，有些人对心理疗法有反应，而有些人则需要使用电休克疗法。"目前，"我们还不知道哪些人会对哪种疗法反应较好。因此，我们希望未来能利用其他技术，就像我们在心脏病学中实现的那样，可以倾听症状的声音。我们仔细研究病历，做很好的物理诊断，然后进行一些实验室测试或通过其他方式来明确这个人最有可能的病因是什么。而这决定了我们应采用哪种干预措施"。

英塞尔和卡斯伯特认为，治疗大脑差异的未来在于"精准"。一旦我们更好地理解健康大脑变异的工作原理，我们就可以确定对大脑疾病患者有害的大脑差异的源头。治疗方法也会丰富多样，从听起来非常先进的深部脑刺激到认知行为疗法。这方面的学习曲线将会非常陡峭。即使是对健康大脑的自然变异，我们目前也知之甚少。但是，现在在我们知道了我们的目标，并将财力和智力资源用于这项任务，正在以史无前例的速度取得进展。

哈罗德·科普勒维奇是美国儿童心理研究所的创始人和所长，他正在进行一项有关儿童大脑功能的研究，其规模甚至比人脑连接组计划扫描成年人大脑的规模还要大。[10] 利用磁共振成像和其他 10 年前还不存在的技术，他们的最终目标是观察 1 万名年龄在 5~21 岁的儿童和年轻人静息态下的大脑，同时寻找"连接模式"。美国儿童心理研究所的研究与人脑连接组计划之间的一个显著区别是，科普勒维奇主要研究的是有大脑差异的儿童和年轻人。每位研究参与者都做了脑电图和功能性磁共振成像，以及由持证临床医生进行的心理测试、压力测试、营养状况评估和遗传史评估。研究结果将成为关于患有精神疾病和学习障碍的儿童大脑发育的最大数据库。

科普勒维奇和他的团队所进行的大量扫描使他们能够得出以前不可能得出的结论。例如，"我们现在知道，作为一个群体，患有注意缺陷多动障碍的孩子与患有无多动障碍的注意障碍的孩子之间存在某种特定的联系模式"。有了大规模的样本数据，科普勒维奇希望他们最终能够在那些表现出细微症状差异但却有相同诊断，或者有相同的症状但诊断不同的儿童之间，看到不同的联系模式。例如，他们也许能够看到患注意缺陷多动障碍的同时有社交焦虑的孩子与患孤独症谱系障碍且会因为与陌生人接触而感到压力的孩子有什么不同。他们已经通过治疗发现了患阅读障碍的大脑在阅读文本方面的差异。"当观察有阅读障碍的读者时，你会发现他们的左脑激活程度不足。而当你使用多感官手段进行治疗时，他们会将左右脑同时激活。"这是人们阅读第二语言时的方式。"因此他们不会像你我一样阅读。我们教会了他们使用另一半大脑。"

时间会告诉我们科普勒维奇和他的团队还发现了什么，但就目前而言，他坚信有两个因素可以区分表现优异的有大脑差异的人和表现不佳的人：智商和环境。在两者中，他认为环境是最重要的。"我喜欢这方面的表观遗传学，我认为这就是一种阅读障碍和其他类型阅读障碍之间的区别。智商当然是其中的一部分，但是尽管（著名艺术家）查克·克洛斯从小就患有阅读障碍，生活贫困，但是环境让他拥有了蜡笔和彩色粉笔。"

有大脑差异的人如何能健康发展

托马斯·英塞尔指出，人脑连接组计划目前最了不起的发现是，人类大脑存在大量的变异，即使那些被认为正常的大脑也是如此。"我们有了更多维的途径来理解大脑特定的功能领域，并能以多维的方式来思考人们是如何在这些领域中排兵布阵的。它不是那么简单的分类，比如这种属于正常的，那种属于不正常的。"

也许"大脑差异"这个词本身就是多余的。每个人的大脑功能都不一样，因此，产生各种创造力的因素也可能大相径庭。作为个人、临床医生、研究人员、教育工作者、父母，乃至整个社会，找到并点亮创造性的火花是我们的责任。

无论我们被视为心理健康还是被诊断为大脑差异，要想拥有一个积极正面的身份，关键是设法让我们自己感到有所作为。发现和治疗弱点是重要的，但发现和鼓励优点同等重要——尤其是在我们的大脑可塑性最强的年轻时期。

想象一下，如果我们关注的不是一个有阅读障碍的孩子无法用和同龄人相同的速度阅读，而是去寻找他可能极其擅长的东西，结果会有多么不同？想象一下，如果一个孩子的身份肯定来自他身上能够培养成才的优势，那么学习障碍带给他的耻辱感会减少多少？想象一下，在学校里，教师们会在早期阶段就坐下来对孩子说："瞧，这对你来说很难，我们会试着帮你找到解决办法。但同时，你具有不可思议的优势。你有以下几种方式来充分发挥它。"而与此相反，很多时候，父母会被毁灭性的诊断结果击垮，孩子则会因与社会格格不入而感到崩溃。

宾夕法尼亚大学积极心理学中心想象力研究所所长斯科特·巴里·考夫曼对"一刀切"式的教育孩子的方法持坚决的批评态度。[11]"我认为我们不需要这些标准化的篮筐。这样做的价值不大。我们想要宣扬什么？我们只想要优秀的学生，或者说优秀的学习者吗？还是需要创造者？我认为我们彻底把创造者抛于脑后了。我推崇以项目为基础的学习。如果有家长确实感到他们的孩子被现有的学校体系忽视了，我建议他们问自己一个问题：
'如果他们的孩子从事的这个项目与孩子真正的爱好大相径庭，
这样可以吗？'如果他们回答'不可以'，那就再问：'我们能不
能为他寻找一位导师或从事这个领域的人，让他开展一个有意义
的项目？'"事实上，考夫曼就在与一个名为"未来项目"的组
织合作，帮助学生和导师进行这样的配对。他坚定地说："对我
来说，这将是一个了不起的前进方向。"

考夫曼设想着一种转变，即从面面俱到——我们目前的应试
教育环境对学生的期望——向专注于培养专业能力转变。"你越
高度专注于学习某一特定领域的知识，你掌握的专业技能显然就
会越多。这对取得创造性的成就非常有帮助，因为你不断思考的
是如何解决问题。你会以细节为导向并高度专注。你经常会在大
多数了不起的创作者身上看到这种高专注度。"

考夫曼的愿景虽然植根于脑科学，但它只是一个充满希望的
未来。我们目前的教育体系的重点还是让孩子们把大部分时间花
在对他们没用的东西上。这就是为什么我们要训练有阅读障碍的
孩子像没有阅读障碍的孩子一样流利地阅读。这也是为什么我们
强迫患有孤独症谱系障碍的儿童融入他们觉得厌恶、无趣的主题
和情境。我们并非在阻止所有有能力的孩子在更广阔的世界里有
优秀的表现，但他们不应该以相同的方式发挥作用。这种千篇一
律的期望，正是学校时光对许多大脑有差异的孩子来说是一种折
磨的原因。

在积极投入的关怀者和深明大义的教育者的帮助下，我们的
孩子可以挺过初级教育阶段的那些痛苦岁月，并在被允许专注于
他们所热爱的事情时展翅高飞。然而，对于另外一些孩子和年轻

人来说，他们在家里缺乏资源，甚至得不到准确的诊断，成功的人生就被隔离在一堵不可逾越的高墙的另一边。这是我们所有人的损失。

除了建起这堵墙，还有其他选择。

重点：

- 寻求评估和诊断——早期干预对克服障碍和治疗症状有扭转性的作用。
- 以优势为导向——和孩子们讨论他们的能力所在及如何打磨这种能力。
- 避免训练弱点——使用二八原则：将 80% 的时间花在优势上，20% 花在弱点上。
- 鼓励和允许孩子们拥有更多的游戏时间，并创造更多机会让孩子们沉浸在自己热爱的事情中。
- 寻求教育工作者的帮助——与老师沟通孩子的长处，并寻求帮助，允许孩子展示和发展自己的长处。

个人能做的：

- 考虑通过神经心理学测试来发现我们的特定优势。
- 找到自我护理与治疗的合理组合并全力践行——从锻炼、均衡营养到谈话疗法和处方用药。
- 寻找能发挥自己优势的工作机会，并咨询职业顾问以帮助确定机会。

社会能做的：

第八章　思维差异的未来

- 对那些有大脑差异的人具有的巨大潜力抱持欣赏的态度。这样的例子在我们身边处处皆是。
- 不要再羞辱那些在痛苦中挣扎的人，言辞中摒弃使用"疯子""傻子"这样的词。
- 像对待其他疾病一样，能公开坦荡地谈及大脑差异。
- 在校园里鼓励、强调创造力和专业能力，而不是考试。
- 在招聘和工作环境中培养对优势的追求。
- 将研究经费用于更好地了解大脑差异——资源匹配要与疾病的流行程度和影响力相称。

基于我 23 年的行医经验，对过去几百年的天才的广泛分析，以及与医学界同事和前沿神经科学界专家的探讨，我确信，那些受精神疾病折磨的人的大脑有一些特别之处，他们也取得了令人震撼的华丽成就。我认为这对近一半一生中至少会患一种精神疾病的美国人是一个非常积极和鼓舞人心的信息。[12] 正如本书采访过的这些成就斐然的人所展示的那样，一个高功能的大脑与一个井然有序的大脑是两码事。大量的才华横溢、创意无限的想法都是从那些被视为有些混乱的大脑中迸发的。

在混乱的大脑中发现独特优势的能力，让一部分人有所作为，而让另一部分人因为大脑差异踟蹰不前。有时候，阻碍我们前进的是周围的社会。精神疾病的污名化具有极大的破坏性和挫败感。人们常常以一成不变的有色眼镜来看待精神疾病患者，只能看到他们的缺陷和弱点，而不是他们的天赋和优点。事实上，这些天赋和优势正是大脑差异在我们的基因组成中持续存在的原因：这些差异具有进化优势。

看见不同

由于我们目前对心理健康问题持完全消极的态度，大多数父母延误了带孩子做评估和治疗的时机，这不仅延长和加剧了孩子对弱点的体验，而且阻碍了对其优点的发现。成年人也是如此。承认自己有心理健康问题所带来的耻辱不仅会导致你延误治疗，让你延长承受痛苦的时间，还会掩盖你大脑回路的副产品——独特的能力。

这对你、你的家人和你的孩子意味着什么？获益最多的是那些进行早期治疗从而防止疾病战胜自身优势的人。请学会了解精神疾病和学习障碍的迹象与症状。如果某个问题已经开始干扰你或你孩子的正常身体功能，请进行评估并遵行治疗计划。

正如耶鲁大学医学院儿童神经科学实验室主任凯文·佩尔弗雷的建议，我们和我们孩子的大部分时间都应该花在发现、磨合和精进我们的特殊优势上。[13] 而花在治疗我们相对的弱点上的时间应该较少——他建议用二八原则分配。以具体个案为基础，在采取这样的二八原则分配前，进行精神治疗（药物／心理疗法）是有必要的。一旦症状得到一定程度的控制，就建议进行作业治疗，或对执行功能等特定技能进行辅导。花点儿时间让你自己和你的孩子有机会发现是什么点燃了自身的热情，自身的优势在哪里出现。天体物理学家及作家奈尔·德葛拉司·泰森对各种能力和兴趣水平的儿童与成年人进行过科学爱好教育，他告诉我，他的父母在他小时候为他做的最重要的一件事就是让他接触了广泛的领域和学科，如美术、音乐、舞蹈和科学——一切可以激发他的兴趣和发挥天赋的事情。[14] 他并非对每一场活动都跃跃欲试，但正是这种广泛的接触让他偶然发现了自己对天文学的热情，激发了他的创造性思维。在他看来，这种丰富多样的接触对所有孩子都很重要。而我认为，这对于大脑有差异的孩子来说尤其重要。

无论是你自己还是你的孩子正在与疾病做斗争，请记住，治疗不会削弱你的优势。治疗可以让你最大限度地利用、发挥这些优势，让妨碍你正常功能的症状不再对它们造成干扰。如果文森特·凡·高接受了治疗，他仍然会是一位极其杰出的画家，可能会有更长的寿命，遭受更少的痛苦。然而，如果没有他大脑中独特的回路，我们不太可能看到他描绘的星光灿烂的夜空。文化人类学家艾米莉·马丁和法律学者艾琳·萨克斯如果不是明智地接受了双相障碍和精神分裂症的药物治疗，就不可能有如此突出的成就。即使在药物治疗期间，患者仍然能充分利用大脑差异所提供的丰富体验和发散思维。

接受和拥抱我们的差异是前进的方向，对所有人来说都是如此，无论是确诊者还是未确诊者，无论是父母、临床医生、教育工作者，还是孩子。我们可以选择向前走，也可以选择转身离开。我们已经很清楚过去的老路让每个家庭和整个社会所付出的代价。更好的方法是带着大脑差异人士每天都在生动展示的激情、创造力、勇气和决心大步向前。

本书中愿意将自己的脆弱与我分享的人们，其在逆境中的经历和发现潜力的故事改变了我。最令我惊讶的是孩子们在很多方面比成年人更有能力寻找自己的闪光点，并与之一起奔跑。与我交谈过的所有孩子都觉得他们永远不会放弃自己的"缺陷"，因为他们在直觉上知道这是他们身上闪光点的一部分。他们的自我反省能力和努力让自己的奋斗与优势有意义的精神激励着我。

我研究过和谈论过的那些天才享有一如既往的卓著声誉，而在实际生活中又遭受着如此可怕的痛苦折磨，两者之间的巨大差异令我震惊。痛苦不仅来自疾病，在很大程度上还因为与众不同而感到遭人排斥。因此，他们感到孤独和被孤立，在生活中往往缺乏实实在在的友爱关系及满足感。他们用自己的美术、音乐和科学发现让我们的世界变得更好，但他们自己的世界依然黯淡，因为他们缺乏被人接受所带来的温暖和舒适。由于缺乏我们今天所能抱有的那种理解，社会曾对他们中的许多人避而远之。尽管他们的闪光点产生了能改变历史的创新，但这种来自社会的排斥使他们在情感上枯萎，并经历了巨大的痛苦。艺术家饱经折磨的根源不仅来自疾病的影响，还源于其他人对疾病和差异的反应。

我希望，通过了解大脑差异，以及了解产生痛苦和独特优势的大脑连接，我们都能欣赏和接受拥有这种大脑连接的人。每个大脑和每个生命都有潜力。通过将某些套不进标准模式内的人排挤在外来摧毁这种潜力，不仅在个人层面上是残酷的，在社会层面上也是一种可悲的浪费。掌握如何治疗和管理造成痛苦的差异的相关知识，并知道如何最好地挖掘伴随这些差异而来的潜力，不仅能增加许多人天才般的产出，还可以提高数百万人的生活质量。

为了写作本书而进行多年的研究旅程，是从我个人和职业生涯中萌生的那些问题和观察开始的。我对天才起源的兴趣始于和我一起长大的哥哥，他对所有事物总有问不完的问题。孩提时代，他无休止的好奇心和对答案的探寻让我好奇他到底在想些什么。为什么他总是问"为什么"？为什么他总是如此固执地寻求问题的答案？为什么他要打开玩具看看它们是怎么工作的，哪怕它们之后会永远损坏？为什么我们的思维既相似又不同？在我看来，他对理解的热情显然总是偏离曲线一两个标准度。这曾让我着迷，

第八章　思维差异的未来

现在依然如此。那时，我们仰望夜空，他想知道我们看到的星星发出的光怎么会是数百万年前的一颗可能现已不在的恒星发出的光。他从未放弃寻找答案。2011 年，41 岁的他获得了诺贝尔物理学奖，他在宇宙加速膨胀和暗能量方面的发现使他成为有史以来最年轻的获奖者之一。我和一个天才一起长大，而后从事了研究和帮助大脑差异人士的事业。在我多年的行医生涯中，我治疗过许多杰出的人士，他们遭受了巨大的痛苦，也在自身的差异中找到了力量，以及他们独特的天才火花。和我哥哥一样，好奇心驱使着我。我常常目睹独特的能力与缺陷并存。我们刚刚开始解开大脑的谜团。只有坚持不懈地问"为什么"，我们才能在弱点面前发现自己强大的潜力。

致　谢

　　如果没有我的图书经纪人特雷娜·基廷，本书就不可能诞生。她明白，如果没有"不同"，就不会有成就我们历史的天才性创造。不仅如此，她还以我所需要的方式给予我精心的关爱和滋养，使我们能够孕育这本书。我十分感激特雷娜对思想和大脑的好奇心与热情，以及她对我的项目及我个人的大力支持。

　　万分感谢彼得内尔·范·阿斯代尔，没有她惊人的才华、专业知识和专业精神，我就不可能完成这本书。她不仅是一位聪慧睿智、富有创造力的思考者，还是一个非常可爱的人，她有一种惊人的能力，能够对他人的世界感同身受，并将捕捉的一切融入写作。我非常感谢在我本人都不确定的时候，你对这个项目表示出的信心，以及你优美的语言把控能力。

　　非常感谢惠特尼·弗里克和她在 Flatiron Books 出版社才华横溢的同事们。在一个节奏日渐加快、实质内容日渐匮乏的世界里，你是那座更加睿智、思想更深刻的灯塔。感谢你从一开始就看到了我希望达成的目标，感谢你相信这本书，以及它能带给在

"不同"中挣扎的人们的价值,感谢你在许多紧要关头不遗余力地让这本书变得更好,感谢你永不停息的鼓励。你是一位非常特别的编辑!

本书及其灵感完全有赖于那些勇于并愿意将自己的抗争故事与我分享的人。感谢安德鲁·所罗门、艾米莉·马丁、医学博士爱德华·哈洛韦尔、艾琳·萨克斯、医学博士贝丽尔·贝纳塞拉夫、比尔·利希滕斯坦、查克·尼斯、丹·哈里斯、大卫·亚当、埃斯特·布罗考、埃文·赖特、医学博士卡罗尔·格雷德、马里奥·利维奥、安妮·赖斯、大卫·塞德瑞斯、史蒂文·斯坦利、马特·萨维奇。感谢多姆、埃文、伊森、斯凯勒、西德尼和他们的父母。你们每个人用你们的勇气、热情和天才的火花激励着我。

我要感谢无数的神经科学家、临床医生、教育家和专家,他们不知疲倦地工作,以革新我们对大脑、精神疾病、学习差异的理解,以及如何利用我们的理解来治疗、教育有差异的人,助力他们的发展。感谢你们拨冗与我一起更加明确我们的已知,并对我们要追求的目标有更清晰的认识。感谢哈罗德·科普勒维奇博士、迪安娜·巴克博士、格雷格·华莱士博士、托马斯·塞德拉克博士、威廉·德黑文先生、比尔·坎宁安先生、芭芭拉·米尔罗德博士、詹姆斯·考夫曼博士、扎克·汉布里克博士、雷克斯·荣格博士、托马斯·英塞尔博士、凯文·佩尔弗雷博士、斯科特·巴里·考夫曼博士、纳西尔·加梅博士、萨莉和班尼特·施威茨博士、马修·克鲁格博士、迈克尔·米勒姆博士、詹姆斯·科西斯博士、约翰·沃尔克普博士、迪安·西蒙顿博士、达罗·特雷费特博士、戴维·西尔伯斯维博士,奈尔·德葛拉司·泰森博士。

我要感谢亨利·蒂姆斯和92街Y文化中心了不起的工作人员，他们给予我大力支持，并让我孕育自己的心理传记系列，这不仅是我喜欢做的事情，也是本书缘起的那粒种子。感谢威尔康奈尔医学院精神病学部，这里仍然是我的家，有我精明能干的同事们。感谢纽约精神分析研究所，我在那里了解到思想和大脑是一体的，那里的同事们医治了在病痛中挣扎的人们，他们的工作令我欣赏和钦佩。

感谢我的哥哥亚当·里斯和嫂子南希·里斯，他们多年来一直倾听我谈论这个兴趣和项目进展，而且总是愿意和我进行头脑风暴，给我出好主意。

最重要的是，我将无尽的爱、欣赏和感激献给我的丈夫与3个超级棒的女儿，他们是我的支柱，为我鼓与呼，是我的宣传队，是我面临重要判断时永远的参谋。最重要的是，他们是我每天快乐的源泉。

注　释

引言　独特的大脑连接

1. Noah, interview by Gail Saltz, October 17, 2014. All quotations credited to Noah are taken from this interview.

2. Ethan, interview by Gail Saltz, October 14, 2014. All quotations credited to Ethan are taken from this interview.

3. *Oxford Dictionaries, s.v.* "Genius," accessed September 27, 2015, http://www. oxforddictionaries.com/us/definition/american_english/genius.

4. Erin Connors, Senior Media Relations Specialist, Corporate Communications and Public Affairs, American Psychiatric Association, interview by Gail Saltz, September 8, 2015.

5. Allen J. Frances, "DSM 5 Is Guide Not Bible—Ignore Its Ten Worst Changes," *DSM5 in Distress* (blog), December 2, 2012, https://www.psychologytoday.com/ blog/dsm5-in-distress/201212/dsm-5-is-guide-not-bible-ignore-its-ten-worst-changes.

6. Thomas Insel, "Transforming Diagnosis," *NIMH Director's Blog,* April 29, 2013, http://www.nimh.nih.gov/about/director/2013/transforming-diagnosis.shtml.

7. Matt Shipman, "Study Shows Mentally Ill More Likely to Be Victims, Not Perpetrators, of Violence," *NC State News* (blog), February 25, 2014, https://news. ncsu.edu/2014/02/wms-desmarais-violence2014/.

8. Taylor Knopf, "CDC: 'Nearly 50% of U.S. Adults Will Develop at Least One

Mental Illness,' " CNS News, June 13, 2013, accessed September 27, 2015, http://cnsnews.com/news/article/cdc-nearly-50-us-adults-will-develop-least-one-mental-illness.

9. Scott Barry Kaufman, "The Real Link Between the Psychopathology Spectrum and the Creativity Spectrum," *Beautiful Minds* (blog), September 15, 2015, http://blogs.scientificamerican.com/beautiful-minds/the-real-link-between-psychopathology-and-creativity/.

10. "Any Anxiety Disorder Among Children," National Institute of Mental Health, accessed September 27, 2015, http://www.nimh.nih.gov/health/statistics/prevalence/any-anxiety-disorder-among-children.shtml.

11. Christopher Lehmann-Haupt, "Books of the Times: Odd Angles on Alcoholism and American Writers," *The New York Times,* November 7, 1988, accessed September 28, 2015, http://www.nytimes.com/1988/11/07/books/books-of-the-times-odd-angles-on-alcoholism-and-american-writers.html.

12. Dean Keith Simonton, "The Mad-Genius Paradox: Can Creative People Be More Mentally Healthy but Highly Creative People More Mentally Ill?" *Perspectives on Psychological Science* 9, no. 5 (2014): 470–80, doi:10.1177/1745691614543973.

13. Nancy C. Andreasen, "Secrets of the Creative Brain," *The Atlantic,* July/August 2014, 62–75, accessed September 27, 2015, http://www.theatlantic.com/magazine/archive/2014/07/secrets-of-the-creative-brain/372299/.

14. Darya L. Zabelina, David Condon, and Mark Beeman, "Do Dimensional Psychopathology Measures Relate to Creative Achievement or Divergent Thinking?" *Frontiers in Psychology* 5 (2014): 1029, doi:10.3389/fpsyg.2014.01029.

15. Scott Barry Kaufman, interview by Gail Saltz, June 23, 2014.

16. Anna Abraham, "Is There an Inverted-U Relationship Between Creativity and Psychopathology?" *Frontiers in Psychology* 5 (2014): 750, doi:10.3389/ fpsyg. 2014.00750.

17. Rex Jung, interview by Gail Saltz, June 25, 2014; Rex E. Jung and Richard J. Haler, "Creativity and Intelligence: Brain Networks That Link and Differentiate the Expression of Genius," in *Neuroscience of Creativity,* ed. Oshin Vartanian, Adam S. Bristol, and James C. Kaufman (Cambridge, MA: MIT Press, 2013), 233–54.

18. Rex Jung, interview by Gail Saltz, June 25, 2014.

第一章 学习差异

1. Erica (Schuyler's mother), interview by Gail Saltz, November 14, 2014. All quotations credited to Erica are from this interview.

2. Mélina Huc-Chabrolle et al., "Psychocognitive and Psychiatric Disorders Associated With Developmental Dyslexia: A Clinical and Scientific Issue," abstract, *Encephale* 26, no. 2 (April 2010): 172–197, doi:10.1016/j.encep.2009.02.005.

3. 同上。

4. Schuyler, interview by Gail Saltz, December 12, 2014. All quotations credited to Schuyler are from this interview.

5. "John Irving, Author," The Yale Center for Dyslexia and Creativity, accessed November 18, 2015. http://dyslexia.yale.edu/Irving.html.

6. Matthew Cruger, correspondence with Gail Saltz, August 10, 2015.

7. Sally Shaywitz, interview by Gail Saltz, October 16, 2014.

8. "Home," Rudolf Berlin Center, accessed November 18, 2015, http://rudolfberlin-eng.org/.

9. W. Pringle Morgan, "A Case of Congenital Word Blindness," *British Medical Journal,* November 7, 1896, accessed November 18, 2015, http://www.ncbi.nlm.nih.gov/pmc/articles/PMC2510936/pdf/brmedj08820-0014.pdf.

10. Sally Shaywitz et al., "Functional Disruption in the Organization of the Brain for Reading in Dyslexia," *Proceedings of the National Academies of Sciences,* 95, no. 5 (March 1998): 2636–41.

11. Sally Shaywitz, "Dyslexia," *Scientific American* 275, no. 5 (November 1996): 98–104.

12. Emilio Ferrer, et al., "Uncoupling of Reading and IQ Over Time: Empirical Evidence for a Definition of Dyslexia," *Psychological Science* 21, no. 1 (2010): 93–101, doi:10.1177/0956797609354084.

13. Shaywitz interview, October 16, 2014.

14. Cruger, correspondence, August 10, 2015.

15. Matthew Schneps, L. Todd Rose, and Kurt W. Fischer, "Visual Learning and the Brain: Implications for Dyslexia," *Mind, Brain, and Education* 1, no. 3 (2007): 128–39; Gadi Geiger et al., "Wide and Diffuse Perceptual Modes Characterize Dyslexics in Vision and Audition," *Perception* 37, no. 11 (2008): 1745–64; Gadi Geiger and Jerome Lettvin, "Peripheral Vision in Persons with Dyslexia," abstract,

The New England Journal of Medicine 316 (1987): 1238–43, doi:10.1056/ NEJM 198705143162003.

16. Geiger et al., "Wide and Diffuse Perceptual Modes."

17. Annie Murphy Paul, "The Upside of Dyslexia," *The New York Times,* February 2, 2012, www.nytimes.com/2012/02/05/opinion/sunday/the-upside-of-dyslexia.html.

18. Ulrika Wolff and Ingvar Lundberg, "The Prevalence of Dyslexia Among Art Students," *Dyslexia: An International Journal of Research and Practice* 8, no. 1 (Jan/ Mar 2002): 34–42. doi:10.1002/dys.211.

19. Beryl Benacerraf, interview by Gail Saltz, March 7, 2014.

20. Carol Greider, interview by Gail Saltz, March 13, 2014.

21. Sidney (pseudonym), interview by Gail Saltz, October 20, 2014. All quotations credited to Sidney are from this interview.

22. Barbara Fisher, Rhiannon Allen, and Gary Kose, "The Relationship Between Anxiety and Problem-Solving Skills in Children With and Without Learning Disabilities," *Journal of Learning Disabilities* 29, no. 4 (July 1996): 439–46.

23. Brent Bowers, "Study Shows Stronger Links Between Entrepreneurs and Dyslexia," *The New York Times,* November 5, 2007, http://www.nytimes. com/2007/12/05/business/worldbusiness/05iht-dyslexia.4.8602036.html.

24. "Signs of Dyslexia." The Yale Center for Dyslexia and Creativity, accessed December 5, 2015, http://dyslexia.yale.edu/EDU_signs.html.

25. Julie Logan, "Dyslexic Entrepreneurs: The Incidence, Their Coping Strategies, and Their Business Skills," *Dyslexia: An International Journal of Research and Practice* 15 no. 4 (November 2009): 328–48. doi:10.1002/dys.388.

26. "John Irving, Author," The Yale Center for Dyslexia and Creativity, accessed November 18, 2015. http://dyslexia.yale.edu/Irving.html.

27. Evan, interview by Gail Saltz, November 24, 2014.

28. Robert Cunningham, interview by Gail Saltz, September 17, 2014. All quotations credited to Cunningham are from this interview.

29. William DeHaven, interview by Gail Saltz, September 18, 2014.

第二章　随境转移

1. Steven Stanley, interview by Gail Saltz, February 5, 2014. All quotations credited to Stanley are from this interview.

2. "Attention-Deficit/Hyperactivity Disorder (ADHD): Data & Statistics," Centers for Disease Control and Prevention, accessed November 15, 2015, http://www.cdc.gov/ncbddd/adhd/data.html.

3. Edward M. Hallowell, M.D., and John J. Ratey, M.D., *Driven to Distraction: Recognizing and Coping with Attention Deficit Disorder from Childhood through Adulthood,* rev. ed. (New York: Anchor, 1994), xiv.

4. Michael P. Millham, interview by Gail Saltz, October 4, 2013.

5. Harry Kimball, "Hyperfocus: The Flip Side of ADHD?" Child Mind Institute, Sept. 23, 2013, http://www.childmind.org/en/posts/articles/2013-9-23-hyperfocus-flip-side-adhd/.

6. Francisco X. Castellanos and Erika Proal, "Large-scale Brain Systems in ADHD: Beyond the Prefrontal-striatal Model," abstract, *Trends in Cognitive Science* 16 (January 2012), doi:10.1016/j.tics.2011.11.007.

7. Caterina Gawrilow et al., "Multitasking in Adults with ADHD," abstract, *ADHD, Attention Deficit, and Hyperactivity Disorders* 3 (September 2011), doi:10.1007/s12402-011-0056-0; Kimball, "Hyperfocus: The Flip Side of ADHD?"; Millham interview; Castellanos and Proal, "Large-Scale Brain Systems in ADHD."

8. Lenard Adler et al., "Managing ADHD in Children, Adolescents, and Adults With Comorbid Anxiety in Primary Care," *The Primary Care Companion to the Journal of Clinical Psychiatry* 9, no. 2 (2007): 129–38.

9. Klaus W. Lange et al., "The History of Attention Deficit Hyperactivity Disorder," abstract, *ADHD, Attention Deficit, and Hyperactivity Disorders* 2, no. 4 (December 2010), doi:10.1007/s12402-010-0045-8.

10. Edward M. Hallowell, M.D., and John J. Ratey, M.D., *Driven to Distraction: Recognizing and Coping with Attention Deficit Disorder from Childhood through Adulthood,* rev. ed. (New York: Anchor, 1994), xi.

11. "FDA Permits Marketing of First Brain Wave Test to Help Assess Children and Teens for ADHD," Food and Drug Administration news release, July 15, 2013, http://www.fda.gov/NewsEvents/Newsroom/PressAnnouncements/ucm360811.htm.

12. Elizabeth R. Sowell et al., "Cortical Abnormalities in Children and Adolescents with Attention-Deficit Hyperactivity Disorder," *The Lancet* 362, no. 9397 (November 22, 2003): 1699–1707, doi:10.1016/S0140-6736(03)14842-8.

注　释

13. Darya Zabelina et al., "Do Dimensional Psychopathy Measures Relate to Creative Achievement or Divergent Thinking?" *Frontiers in Psychology* 5, no. 1029 (2014), doi:10.3389/fpsyg.2014.01029.

14. Anna Abraham et al., "Creative Thinking in Adolescents with Attention Deficit Hyperactivity Disorder (ADHD)," abstract *Child Neuropsychology* 12, no. 2 (2006). doi: 10.1080/09297040500320691.

15. Bonnie Cramond, "Attention-Deficit Hyperactivity Disorder and Creativity—What Is the Connection?" *The Journal of Creative Behavior* 28, no. 3 (September 1994): 193–210, doi:10.1002/j.2162-6057.1994.tb01191.x

16. Holly White and Priti Shah, "Training Attention-Switching Ability in Adults with ADHD," abstract, *Journal of Attention Disorders* 10, no. 1 (August 2006): 44–54.

17. Kimball, "Hyperfocus: The Flip Side of ADHD?"

18. 同上。

19. Carl C. Gaither and Alma E. Cavazos-Gaither, *Physically Speaking: A Dictionary of Quotations on Physics and Astronomy* (New York: Taylor & Francis, 1997), 310.

20. Denis Brian, *Einstein: A Life* (New York: Wiley, 1996), 12.

21. Richard Boada et al., "Understanding the Comorbidity Between Dyslexia and Attention-Deficit/Hyperactivity Disorder," *Topics in Language Disorders* 32, no. 3 (2012): 264–84, doi:10.1097/TLD.0b013e31826203ac; Erik G. Willcutt and Bruce F. Pennington, "Psychiatric Comorbidity in Children and Adolescents with Reading Disability," abstract, *The Journal of Child Psychology and Psychiatry* 41, no. 8 (November 2000): 1039–48, doi:10.1111/1469-7610.00691.

22. Ethan, interview by Gail Saltz, October 14, 2014. All quotations credited to Ethan are from this interview.

23. Walter Isaacson, *Einstein: His Life and Universe* (New York: Simon and Schuster, 2008), 12.

24. 同上。

25. Noah, interview by Gail Saltz, October 17, 2014.

26. Edward Hallowell, interview by Gail Saltz, October 22, 2014. Subsequent quotations credited to Hallowell are from this interview.

27. Robert Cunningham, interview by Gail Saltz, September 17, 2014. All quotations credited to Cunningham are from this interview.

28. Mario Livio, interview by Gail Saltz, October 14, 2014. All quotations credited to

Livio are from this interview.

29. Dom, interview by Gail Saltz, October 7, 2014. All quotations credited to Dom are from this interview.

30. "Daydreaming Boosts Creativity, Study Says," PsychologicalScience.org, published October 23, 2012, http://www.psychologicalscience.org/index.php/news/daydreaming-boosts-creativity-study-suggests.html.

31. Scott Barry Kaufman, "Mind Wandering: A New Personal Intelligence Perspective," *Beautiful Minds* (blog), September 25, 2013, http://blogs.scientificamerican.com/beautiful-minds/mind-wandering-a-new-personal-intelligence-perspective/.

32. Scott Barry Kaufman and Jerome L. Singer, "The Origins of Positive-Constructive Daydreaming," *Guest Blog,* December 22, 2011, http://blogs.scientificamerican.com/guest-blog/the-origins-of-positive-constructive-daydreaming/; Jessica Lahey, "Teach Kids to Daydream," *The Atlantic,* October 16, 2013, http://www.theatlantic.com/education/archive/2013/10/teach-kids-to-daydream/280615/.

第三章　焦虑

1. David Sedaris, interview by Gail Saltz, February 11, 2014. Unless otherwise indicated, all quotations credited to Sedaris are from this interview.

2. David Sedaris, *Naked* (New York: Little, Brown and Company, 1997), 8-9.

3. Lena Dunham interview, "*Girls* Season 2: Behind the Episode #8," YouTube video, March 4, 2013, https://www.youtube.com/watch?v=XgWXiiPx-_I. All quotations credited to Dunham are from this interview.

4. Katie A. McLaughlin, Evelyn Behar, and T. D. Borkovec, "Family History of Psychological Problems in Generalized Anxiety Disorder," abstract, *Journal of Clinical Psychology* 64, no. 7 (July 2008), 905–18; Gayatri Patel and Tonya Fancher, "Generalized Anxiety Disorder," *Annals of Internal Medicine* 159, no. 11 (2013), ITC6-1, doi:10.7326/0003-4819-159-11-201312030-01006.

5. "How Common Is PTSD?" *U.S. Department of Veterans Affairs,* accessed February 6, 2015, www.ptsd.va.gov/public/PTSD-overview/basics/how-common-is-ptsd.asp.

6. Carolyn Sartor et al., "Common Heritable Contributions to Low-Risk Trauma, High-Risk Trauma, Posttraumatic Stress Disorder, and Major Depression," abstract, *Archives of General Psychiatry* 69, no. 3 (March 2012), 293–99.

注　释

doi:10.1001/ archgenpsychiatry.2011.1385.

7. J. David Bremner, Steven Southwick, D. Johnson, Dennis Charney, and Rachel Yehuda, "Childhood Physical Abuse and Combat-Related Posttraumatic Stress Disorder in Vietnam Veterans," abstract, *American Journal of Psychiatry* 150, no. 2 (February 1998), 235–39.

8. Tomohiro Nakao, Kayo Okada, and Shigenobu Kanba, "Neurobiological Model of Obsessive-Compulsive Disorder: Evidence from Recent Neuropsychological and Neuroimaging Findings," *Psychiatry and Clinical Neurosciences* 68 (2014): 587–605, doi:10.1111/pcn.12195.

9. "Any Anxiety Disorder Among Adults," National Institute of Mental Health, accessed February 6, 2016, http://www.nimh.nih.gov/health/statistics/prevalence/any-anxiety-disorder-among-adults.shtml.

10. Brendan Bradley et al., "Attentional Bias for Emotional Faces in Generalized Anxiety Disorder," *British Journal of Clinical Psychology* 38, no. 3 (1999): 267–78, doi:10.1348/014466599162845.

11. Jeremy D. Coplan et al., "The Relationship Between Intelligence and Anxiety: An Association With Subcortical White Matter Metabolism," *Frontiers in Evolutionary Neuroscience* 3, no. 8 (February 2012), doi:10.3389/fnevo.2011.00008.

12. 同上。

13. 同上。

14. Barbara Milrod, interview by Gail Saltz, October 22, 2014. All quotations credited to Milrod are from this interview.

15. Judy Lin, "Extroverts Promise, but Neurotics Deliver As Team Players," *UCLA Today,* May 2, 2013, http://newsroom.ucla.edu/stories/extroverts-v-neurotics-245761.

16. Sidney (pseudonym), interview by Gail Saltz, October 20, 2014. All quotations credited to Sidney are from this interview.

17. Lucia Margari et al., "Neuropsychopathological Comorbidities in Learning Disorders," *BMC Neurology* 13, no. 198 (December 2013), doi:10.116/1471-2377-13-198.

18. John Walkup, interview by Gail Saltz, February 6, 2015. All quotations credited to Walkup are from this interview.

19. 同上。

20. David Adam, interview by Gail Saltz, February 5, 2015. All quotations credited to Adam are from this interview.

21. Dan Harris, interview by Gail Saltz, February 6, 2015. All quotations credited to Harris are from this interview.

22. Lisa (pseudonym), interview by Gail Saltz, November 10, 2014. All quotations credited to Lisa are from this interview.

23. David Kohn, interview by Gail Saltz, March 3, 2014. Subsequent information about Darwin is from this interview.

24. 同上。

25. 同上。

26. Rebecca Stewart and D. L. Chambless, "Cognitive-Behavioral Therapy for Adult Anxiety Disorders in Clinical Practice: A Meta-analysis of Effectiveness Studies," *Journal of Consulting and Clinical Psychology* 77 (2009): 595–606.

27. A. M. de Souza Moura et al., "Effects of Aerobic Exercise on Anxiety Disorders," *CNS and Neurological Disorders—Drug Targets* 14, no. 9 (November 2015): 1184–93, doi:10.2174/1871527315666151111121259; Kaushadh Jayakody, Shalmini Gunadasa, and Christian Hosker, "Exercise for Anxiety Disorders: Systematic Review," abstract, *British Journal of Sports Medicine* 48, no. 3 (February 2014): 187–96, doi:10.1136/bjsports-2012-091287.

28. Nick Errington-Evans, "Acupuncture for Anxiety," *CNS Neuroscience Therapy* 18, no. 4 (April 2012): 277–84, doi:10.1111/j.1755-5949.2011.00254.x.

29. Scott Stossel, *My Age of Anxiety* (New York: Knopf, 2014), 320.

第四章　忧郁

1. Andrew Solomon, interview by Gail Saltz, March 31, 2014. All quotations credited to Solomon are from this interview.

2. Dietmar Winkler, Edda Priek, and Siegfried Kaspar, "Anger Attacks in Depression—Evidence for a Male Depressive Syndrome," *Psychotherapy and Psychosomatics* 74 (2005), 303–07, doi:10.1159/000086321.

3. "Major Depression Among Adults," National Institute of Mental Health, accessed December 4, 2015, www.nimh.nih.gov/health/statistics/prevalence/major-depression-among-adults.shtml.

4. "Depression," National Insitute of Mental Health, accessed February 6, 2016, www.nimh.nih.gov/health/topics/depression/index.shtml.

5. Tiffany Szu-Ting Fu et al., "Confidence Judgment in Depression and Dysphoria: The Depressive Realism vs. Negativity Hypothesis," *Journal of Behavior Theory and Experimental Psychiatry* 43, no. 2 (June 2012): 699–704, doi:10.1016/j.jbtep.2011.09.014.

6. Joshua Wolf Shenk, *Lincoln's Melancholy: How Depression Challenged a President and Fueled His Greatness* (New York: Houghton Mifflin, 2005).

7. Barbara Goldsmith, author of *Obsessive Genius: The Inner World of Marie Curie,* interview by Gail Saltz, September 29, 2014.

8. Nassir Ghaemi, interview by Gail Saltz, February 27, 2015. All quotations credited to Ghaemi are from this interview.

9. Erin C. Tully et al., "Quadratic Associations Between Empathy and Depression as Moderated by Emotion Dysregulation," *Journal of Psychology* 7 (January 2015): 1–25.

10. Erdem Pulcu et al., "Enhanced Subgenual Cingulate Response to Altruistic Decisions in Remitted Major Depressive Disorder," abstract, *NeuroImage: Clinical* 4 (April 2014): 701–10. doi:10.1016/j.nicl.2014.04.010.

11. Connie M. Strong et al., "Temperament-Creativity Relationships in Mood Disorder Patients, Healthy Controls and Highly Creative Individuals," *Journal of Affective Disorders* 100, no. 1–3 (June 2007): 41–48.

12. Evan Wright, interview by Gail Saltz, February 13, 2014. All quotations credited to Wright are from this interview.

13. Centers for Disease Control and Prevention, "Current Depression Among Adults—United States, 2006 and 2008," *Morbidity and Mortality Weekly Report* 53, no. 38 (October 1, 2010), 1229–35.

14. Mary Whooley et al., "Depressive Symptoms, Unemployment, and Loss of Income," *Archives of Internal Medicine* 162, no 22 (2002): 2614–20, doi:10.1001/archinte.162.22.2614.

15. Walter F. Stewart, "Cost of Lost Productive Work Time Among US Workers With Depression," *Journal of the American Medical Association* 289, no. 23 (June 2003): 3135–44.

16. 同上。

17. Robert Leahy, "The Cost of Depression," *The Huffington Post,* October 30, 2010, www.huffingtonpost.com/robert-leahy-phd/the-cost-of-depression_b_770805.html.

18. Dom, interview by Gail Saltz, October 7, 2014. All quotations credited to Dom are from this interview.

19. "Exercise and Depression," Harvard Health Publications, accessed December 5, 2015, http://www.health.harvard.edu/mind-and-mood/exercise-and-depression-report-excerpt.

20. 同上。

21. 同上。

22. 同上。

23. Anne Rice, correspondence with Gail Saltz, June 4, 2014.

24. Adam Jacques, "Anne Rice: The *Interview with the Vampire* Novelist on Her Daughter's Death, Living Through Her Own Funeral, and the Dangers of Oxford," *Independent* (U.K.), November 2, 2014, www.independent.co.uk/news/people/profiles/anne-rice-the-interview-with-the-vampire-novelist-on-her-daughters-death-living-through-her-own-9829902.html.

25. Anne Rice, correspondence with Gail Saltz, June 4, 2014.

26. James Kocsis, interview by Gail Saltz, December 5, 2014. All quotations credited to Kocsis are from this interview.

第五章　情绪循环

1. Emily Martin, interview by Gail Saltz, April 24, 2014. Unless otherwise noted, all quotations credited to Emily Martin are from this interview.

2. 同上。

3. Emily Martin, *Bipolar Expeditions: Mania and Depression in American Culture* (Princeton, NJ: Princeton University Press, 2009),. xv.

4. Martin interview.

5. 同上。

6. 同上。

7. American Psychiatric Association, "Resources and Files," *DSM-5,* accessed February 6, 2016, www.psychiatry.org/psychiatrists/practice/dsm/dsm-5.

8. James McCabe et al., "Excellent School Performance at Age 16 and Risk of Adult Bipolar Disorder: National Cohort Study," *British Journal of Psychiatry* 196, no. 2

(February 2010): 109–15, doi:10.1192/bjp.bp.108.060368.

9. Stacey McCraw et al., "Self-Reported Creativity in Bipolar Disorder: Prevalence, Types and Associated Outcomes in Mania Versus Hypomania," *Journal of Affective Disorders* 151, no. 3 (December 2013): 831–36, doi:10.1016/j.jad.2013.07.016.

10. Jane Collingwood, "The Link Between Bipolar Disorder and Creativity," *Psych Central* (blog), March 28, 2010, http://psychcentral.com/lib/the-link-between-bipolar-disorder-and-creativity/.

11. Vabren Watts, "Siblings of Bipolar Patients May Have 'Reproductive Advantages,'" *Psychiatric News* (blog), September 15, 2014, http://psychnews.psychiatryonline.org/doi/10.1176/appi.pn.2014.9b5, doi:10.1176/appi.pn.2014.9b5.

12. Christopher Ramey and Evangelia Chrysikou, " 'Not in Their Right Mind': The Relation of Psychopathology to the Quantity and Quality of Creative Thought," *Frontiers in Psychology* 8, no. 835 (2014), doi:10.3389/fpsyg.2014.00835.

13. 同上。

14. Dean Simonton, interview by Gail Saltz, March 12, 2015.

15. Margina Ruiter and Sheri L. Johnson, "Mania Risk and Creativity: A Multi-Method Study of the Role of Motivation," *Journal of Affective Disorders* 170 (January 2015): 52–58, doi:10.1016/j.jad.2014.08.049.

16. Nassir Ghaemi, interview by Gail Saltz, February 27, 2015.

17. Kay Redfield Jamison, *Touched with Fire: Manic-Depressive Illness and the Artistic Temperament* (New York: Free Press, 1996), 2.

18. Bill Lichtenstein, interview by Gail Saltz, March 15, 2014. All quotations credited to Lichtenstein are from this interview.

19. Chuck Nice, interview by Gail Saltz, May 20, 2014. All quotations from Nice are from this interview; National Institute of Mental Health, "Bipolar Disorder in Adults," accessed February 6, 2016, www.nimh.nih.gov/health/publications/bipolar-disorder-in-adults/index.shtml.

20. Jamison, *Touched with Fire,* 73, 105.

21. Gail Saltz and Susan Beegel, "On Hemingway: Psychobiography," presentation, 92nd Street Y, New York, October 15, 2012, http://92yondemand.org/hemingway-psychobiography-dr-gail-saltz-susan-f-beegel.

22. 同上。

第六章 发散思维

1. Elyn Saks, interview by Gail Saltz, January 8, 2015. Unless otherwise noted, all quotations credited to Elyn Saks are from this interview.

2. Elyn Saks, *The Center Cannot Hold: My Journey Through Madness* (New York: Hyperion, 2007), 35.

3. 同上，第 136 页。

4. Andrea Thompson, "Hearing Voices: Some People Like It," *Livescience,* September 15, 2006, http://www.livescience.com/7177-hearing-voices-people.html.

5. Thomas Sedlak, interview by Gail Saltz, April 21, 2015. All quotations credited to Sedlak are from this interview.

6. National Institute of Mental Health, "Schizophrenia," accessed December 6, 2015, http://www.nimh.nih.gov/health/publications/schizophrenia/index.shtml.

7. 同上。

8. Erica Goode, "John Nash, *A Beautiful Mind* Subject and Nobel Winner, Dies at 86," *The New York Times,* May 25, 2015, http://www.nytimes.com/2015/05/25/science/john-nash-a-beautiful-mind-subject-and-nobel-winner-dies-at-86.html.

9. Barnaby Nelson and David Rawlings, "Relating Schizotypy and Personality to the Phenomenology of Creativity," *Schizophrenia Bulletin* 36, no. 2 (2010): 388–99, doi:10.1093/schbul/sbn098.

10. Scott Barry Kaufman and Elliot S. Paul, "Creativity and Schizophrenia Spectrum Disorders Across the Arts and Sciences," *Frontiers in Psychology* 5, no. 1145 (November 2014), doi:10.3389/fpsyg.2014.01145.

11. Dean Keith Simonton, "The Mad-Genius Paradox: Can Creative People Be More Mentally Healthy but Highly Creative People More Mentally Ill?" *Perspectives on Psychological Science* 9, no. 5 (September 2014): 470–80; Dean Keith Simonton, interview by Gail Saltz, March 12, 2015.

12. Margaret Dykes and Andrew McGhie, "A Comparative Study of Attentional Strategies of Schizophrenic and Highly Creative Normal Subjects," *The British Journal of Psychiatry* 128, no. 1 (January 1976): 50–56, doi:10.1192/bjp.128.1.50.

13. Andreas Fink et al., "Creativity and Schizotypy from the Neuroscience Perspective," *Cognitive, Affective, and Behavioral Neuroscience* 14, no. 1 (March 2014): 378–87, doi:10.3758/s13415-013-0210-6.

14. Annukka K. Lindell, "On the Interrelation Between Reduced Lateralization,

Schizotypy, and Creativity," *Frontiers in Psychology* 5, no. 813 (2014), doi:10.3389/fpsyc/2014.00813.

15. Haeme R. P. Park, "Neural Correlates of Creative Thinking and Schizotypy," *Neuropsychologia* 73 (July 2015): 94–107, doi:10.1016/j.neuropsychologia. 2015.05.007.

16. Deanna Barch, interview by Gail Saltz, May 22, 2015.

第七章　关联性

1. Sarah McMullen, manager for Matt Savage, interview by Gail Saltz, February 17, 2014; Steve Silberman, "The Key to Genius," *Wired,* December 2003, http://www. wired.com/2003/12/genius-2/.

2. Matt Savage, interview by Gail Saltz, February 19, 2014. All quotations credited to Matt Savage are from this interview.

3. Diane Savage, interview by Gail Saltz, January 18, 2016. All quotations credited to Diane Savage are from this interview.

4. Darold Treffert, interview by Gail Saltz, April 7, 2015.

5. Lawrence Osborne, "The Little Professor Syndrome," *The New York Times Magazine,* June 18, 2000, www.nytimes.com/library/magazine/ home/20000618mag-asperger.html.

6. "Autism Spectrum Disorder (ASD)," Centers for Disease Control and Prevention, accessed December 6, 2015, http://www.cdc.gov/ncbddd/autism/data.html.

7. 同上。

8. 同上。

9. Teresa Iuculano et al., "Brain Organization Underlying Superior Mathematical Abilities in Children with Autism," *Biological Psychiatry* 75, no. 3 (February 2014): 223–30, doi:10.1016/j.biopsych.2013.06.018.

10. David J. Gerlotti et al., "FMRI Activation of the Fusiform Gyrus and Amygdala to Cartoon Characters but Not to Faces in a Boy with Autism," *Neuropsychologia* 43, no. 3 (February 2005): 373–85, doi:10.1016/j.neuropsychologia.2004.06.015.

11. Emma Ashwin et al., "Eagle-Eyed Visual Acuity: An Experimental Investigation of Enhanced Perception in Autism," *Biological Psychiatry* 65, no. 1 (January 2009): 17–21, doi:10.1016/j.biopsych.2008.06.012.

12. Fabienne Samson et al., "Enhanced Visual Functioning in Autism: An ALE

Metaanalysis," *Human Brain Mapping* 33, no. 7 (July 2012): 1553–81, doi:10.10 02/hbm.21307.

13. Simon Baron-Cohen et al., "Talent in Autism: Hyper-Systemizing, Hyper-Attention to Detail and Sensory Hypersensitivity," *Philosophical Transactions B* 364, no. 1522 (May 2009), doi:10.1098/rstb.2008.0337.

14. Francesca Happé and Pedro Vital, "What Aspects of Autism Predispose to Talent?" *Philosophical Transactions of the Royal Society B* 364 (2009): 1369–75, doi:10.1098/ rstb.2008.0032.

15. Simon Baron-Cohen et al., "Talent in Autism: Hyper-Systemizing, Hyper-Attention to Detail and Sensory Hypersensitivity," *Philosophical Transactions B* 364, no. 1522 (May 2009), doi:10.1098/rstb.2008.0337. 1378.

16. Greg Wallace, interview by Gail Saltz, May 15, 2015. All quotations credited to Wallace are from this interview.

17. Kevin Pelphrey, interview by Gail Saltz, May 27, 2015. All quotations credited to Pelphrey are from this interview.

18. Darold Treffert, "The Savant Syndrome: An Extraordinary Condition. A Synopsis: Past, Present, Future," *Philosophical Transactions of the Royal Society of London B* 364, no. 2 (May 2009), http://www.ncbi.nlm.nih.gov/pmc/articles/ PMC2677584/, doi:10.1098/rstb.2008.0326.

19. Ron Suskind, "Reaching My Autistic Son Through Disney," *The New York Times Magazine,* March 9, 2014, http://www.nytimes.com/2014/03/09/magazine/ reaching-my-autistic-son-through-disney.html.

20. Treffert interview.

21. Esther Brokaw, interview by Gail Saltz, April 6, 2015. All quotations credited to Brokaw are from this interview.

22. Gareth Cook, "The Autism Advantage," *The New York Times Magazine,* December 2, 2012, http://www.nytimes.com/2012/12/02/magazine/the-autism-advantage.html.

23. Baron-Cohen et al., "Talent in Autism." 1380.

第八章　思维差异的未来

1. Thomas Insel, interview by Gail Saltz, May 15, 2015. All quotations credited to Insel are from this interview.

2. Rex E. Jung et al., "Quantity Yields Quality When It Comes to Creativity: A Brain and Behavioral Test of the Equal-Odds Rule," abstract, *Frontiers in Psychology* 6, no. 864 (June 2015), doi:10.3389/fpsyg.2015.00864.

3. Robert Bilder and Kendra Knudsen, "Creative Cognition and Systems Biology on the Edge of Chaos," *Frontiers in Psychology* 5, no. 1104 (September 2014), doi:10.3389/fpsyg.2014.01104. 1.

4. Simon Kyaga et al., "Mental Illness, Suicide, and Creativity: 40-year Prospective Total Population Study," abstract, *Journal of Psychiatric Research* 47, no. 1 (January 2013): 83–90, doi:10.1016/j.jpsychires.2012.09.010. 83.

5. 同上。

6. Bilder and Knudsen, 1.

7. "Any Mental Illness (AMI) Among Adults," National Institute of Mental Health, accessed December 6, 2015, http://www.nimh.nih.gov/health/statistics/prevalence/any-mental-illness-ami-among-adults.shtml.

8. David Dobbs, "The Science of Success," *The Atlantic,* December 2009, accessed December 6, 2015, http://www.theatlantic.com/magazine/archive/2009/12/the-science-of-success/307761/.

9. Thomas R. Insel and Bruce N. Cuthbert, "Brain Disorders? Precisely," *Science* 348, no. 6243 (May 1, 2015): 499–500, doi:10.1126/science.aab2358. page 499.

10. Harold Koplewicz, interview by Gail Saltz, May 15, 2015.

11. Scott Barry Kaufman, interview by Gail Saltz, June 23, 2014.

12. "Mental Illness Surveillance Among Adults," Centers for Disease Control and Prevention, accessed February 7, 2016, http://www.cdc.gov/mentalhealthsurveillance/documents/MentalIllnessSurveillance_FactSheet.pdf.

13. Kevin Pelphrey, interview by Gail Saltz, May 27, 2015.

14. Neil DeGrasse Tyson, interview by Gail Saltz, August 19, 2014.